Hefte zur Unfallheilkunde
Beihefte zur Zeitschrift „Der Unfallchirurg"

Herausgegeben von:
J. Rehn, L. Schweiberer und H. Tscherne

172

Bandersatz mit Kohlenstoffasern

Herausgegeben von
C. Burri   L. Claes   G. Helbing

Mit 149 Abbildungen

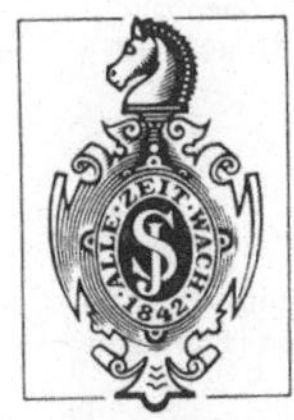

Springer-Verlag
Berlin Heidelberg New York Tokyo

Reihenherausgeber

Prof. Dr. Jörg Rehn
Mauracher Straße 15, D-7809 Denzlingen

Prof. Dr. Leonhard Schweiberer
Direktor der Chirurgischen Universitätsklinik München-Innenstadt
Nußbaumstraße 20, D-8000 München 2

Prof. Dr. Harald Tscherne
Medizinische Hochschule, Unfallchirurgische Klinik
Postfach 610180, D-3000 Hannover 61

Bandherausgeber

Prof. Dr. Caius Burri
Dr. Lutz Claes
Dr. Gerd Helbing

Klinik für Unfallchirurgie
Hand-, Plastische und Wiederherstellungschirurgie
der Universität
Steinhövelstraße 9, D-7900 Ulm

ISBN-13: 978-3-540-15432-7   e-ISBN-13: 978-3-642-82508-8
DOI: 10.1007/978-3-642-82508-8

CIP-Kurztitelaufnahme der Deutschen Bibliothek. Bandersatz mit Kohlenstoffasern / hrsg. von C. Burri ... –
Berlin ; Heidelberg ; New York; Tokyo : Springer, 1985.
(Hefte zur Unfallheilkunde ; 172)

NE: Burri, Caius [Hrsg.]; GT

2124/3140-5 4 3 2 1 0

Vorwort

Die Verletzungen des Kniebandapparates haben in den letzten Jahren stetig zugenommen. Parallel dazu hat sich unser Wissen zur speziellen Anatomie dieses Gelenkes, Pathophysiologie, Diagnostik und Therapie der Traumafolgen wesentlich erweitert. Weltweit ist man sich heute einig, daß eine Bandverletzung mit Instabilität eine anatomische Rekonstruktion verlangt. Durch dieses Vorgehen kann in frischen Fällen eine Erfolgsquote von um 90% erreicht werden.

Weit vorsichtiger ist die Prognose bei der chronischen Instabilität zu stellen. Die überaus zahlreichen operationstechnischen Verfahren, die im Verlaufe der Jahre durch die Literatur gegangen sind, verraten eine gewisse Unsicherheit und Unzufriedenheit mit dem jeweils Erreichten. Wir selbst hatten mit ortsständigem Bandersatz recht günstige Frühergebnisse, mußten aber bei Spätkontrollen, wie viele andere, wieder eine größere Zahl von Sekundärinstabilitäten – wohl durch zunehmende Dehnung der Strukturen – feststellen.

Seit über 8 Jahren beschäftigen wir uns deshalb in engem Kontakt mit Zentren in England (Jenkins), Frankreich (Lemaire), Südafrika (Strover) und den USA (Alexander, Weiss) mit dem Bandersatz durch Kohlenstoffasern.

Dieses Material besitzt hervorragende biomechanische Eigenschaften und eine außerordentlich hohe Biokompatibilität, leider aber auch eine hohe Fragilität bei Krümmung über einen kleinen Radius. Die Beschichtung der Bänder, ihre Einscheidung bei intraarticulärer Anwendung und operationstechnische Besonderheiten vermögen die Rupturgefahr signifikant zu senken.

Wir sind weit davon entfernt, die Kohlenstoffaserbänder als das heute einzig „wahre" Material zu empfehlen, werden aber durch die festgestellten Dauerergebnisse ermutigt, auf diesem Gebiete weiterzufahren.

Dieser kleine Band soll denjenigen hilfreich sein, die sich mit dem Gedanken beschäftigen, C-Faserbänder einzusetzen oder dieses bereits tun. Er stammt aus der Feder von Mitgliedern des Ulmer Unfallchirurgenteams und bringt eine Zusammenfassung der Grundlagenforschung, Anwendungsmöglichkeiten, Operationstechnik und erreichten Ergebnissen.

Ulm, im Februar 1985

C. Burri
L. Claes
G. Helbing

Inhaltsverzeichnis

Die Beanspruchung des Kniebandapparates
(L. Claes)   1

Kohlenstoffaserbandprothesen – Material und Eigenschaften
(L. Claes)   9

Biokompatibilität von C-Fasern
(G. Helbing und D. Wolter)   17

Tierexperimentelle Untersuchung zur Reaktion von Bindegewebe auf
Kohlenstoffaserbandprothesen am Schafsknie
(R. Neugebauer)   27

Die biomechanischen Eigenschaften des Bandersatzes mit Kohlenstoffasern
(L. Claes)   39

Kohlenstoff und polymere Kunststoffe, eine vergleichende Untersuchung
über Materialien für den alloplastischen Bandersatz
(L. Claes)   45

Technik des Bandersatzes mit Kohlenstoffasern am Kniegelenk
(C. Burri)   57

Alternative Verfahren und Zusatzmaßnahmen am instabilen Knie
(O. Wörsdörfer)   107

Ergebnisse nach Kohlenstoffaser-Bandplastiken der Kreuzbänder am Kniegelenk
(R. Neugebauer, H. Kiefer und M. Seling)   121

Technik des alloplastischen Bandersatzes mit Kohlenstoffasern am OSG
(C. Burri)   125

Technik des alloplastischen Bandersatzes mit Kohlenstoffasern
am Schultergürtel
(C. Burri)   137

Andere Indikationen für Kohlenstoffasern
(C. Burri)   149

Sachverzeichnis   157

Die Beanspruchung des Kniebandapparates

L. Claes

Für die Entwicklung biomechanisch geeigneter Bandprothesen und für die Nachbehandlung von Bandersatzoperationen ist die Kenntnis der biomechanischen Eigenschaften des Bandapparates eine wesentliche Voraussetzung. Speziell für das Kniegelenk ist die Biomechanik von besonderer Bedeutung, weil die Bänder nicht nur das Gelenk stabilisieren, sondern auch durch ihre Anordnung und Eigenschaften die Gelenkkinematik beeinflussen. Da sich die Angaben zu den biomechanischen Eigenschaften des Kniebandapparates in der Literatur zum Teil widersprechen [2, 3, 5, 6, 8, 10, 11, 12, 13], wurden neue Messungen durchgeführt. Um die Bandbeanspruchungen unter möglichst physiologischen Bedingungen zu bestimmen, erfolgten Messungen unter verschiedenen Bewegungs- und Belastungsbedingungen am Kniegelenk, während an den isolierten Bändern die biomechanischen Eigenschaften der Bandstrukturen untersucht wurden.

Messungen der Bandbeanspruchungen am Kniegelenk

Zur Bestimmung der Bänderdehnung (Abb. 1a) und Bandzugkräfte (Abb. 1b) wurden auf die Collateral- und Kreuzbänder von 6 frischen Kniegelenken spezielle Meßelemente appliziert [1, 2]. Diese mit Dehnungsmeßstreifen ausgerüsteten Meßaufnehmer erlauben die elektrische Messung und Registrierung der dynamischen Dehnungen und Zugkräfte von Bändern. Zur Simulation der wichtigsten Bewegungs- und Belastungsbedingungen wurden die Kniegelenke am femoralen und tibialen Schaft in Kunststoff eingebettet und in einen speziellen Kniegelenkssimulatur eingespannt (Abb. 2). Dieses Gerät führt mit Hilfe eines Motors eine cyclische Beugung und Streckung des Kniegelenkes zwischen 0° und 130° Flexionswinkel durch. Er simuliert Abduktions-, Adduktions-, Innen- und Außenrotationsmomente sowie Muskelzugkräfte.

Die Meßergebnisse der Bänderdehnung und Bandzugkräfte unter reiner Flexionsbewegung sind für die Collateralbänder in Abb. 3 und 4 dargestellt. Das laterale Band zeigt die größte Dehnung und Zugbeanspruchung in Extension. Mit zunehmendem Flexionswinkel nimmt die Beanspruchung in diesem Band ab. Das mediale Seitenband wurde an drei Bandanteilen gemessen. Der ventrale Anteil ist in Streckung am meisten entspannt, und die Beanspruchung steigt bei einem Beugewinkel größer als 90° erheblich an. Der dorsale Anteil ist unter Extension am stärksten beansprucht und entspannt sich mit zunehmendem Flexionswinkel (Abb. 3, 4). Der mittlere Bandanteil liegt in etwa zwischen dem Verhalten des ventralen und dorsalen Anteiles. Für das mediale Band gilt damit in ähnlichem Maße wie für die Kreuzbänder, daß verschiedene Bandanteile große Unterschiede in ihrem biomechanischen Verhalten aufweisen. Ein Vergleich der Kurven in Abb. 3 und 4

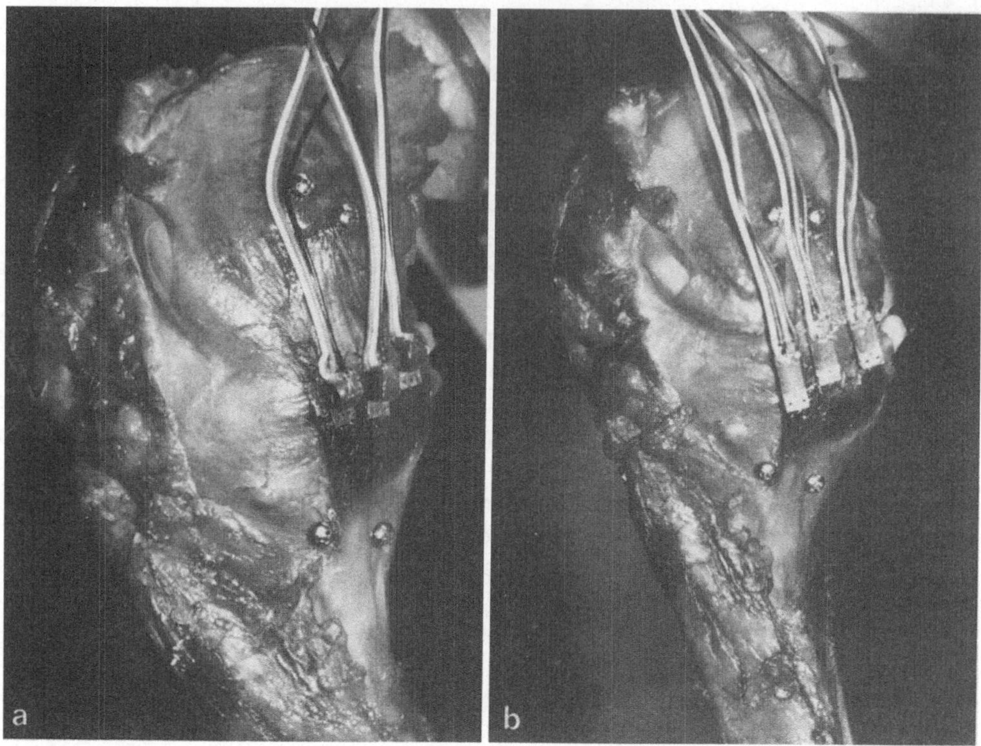

Abb. 1. Messung der Bänderdehnungen (**a**) und Bandzugkräfte (**b**) mit je drei Meßaufnehmern am medialen Knieseitenband

zeigt, daß die Verläufe dieser beiden Signale ähnlich, aber nicht proportional sind. Dies bedeutet, daß die Ergebnisse von Dehnungsmessungen nicht direkt eine Bestimmung der Bandzugkräfte erlauben. So wies der dorsale Teil des medialen Seitenbandes die größten Dehnungen aber die geringsten Zugkräfte auf. Die Ergebnisse für die Kreuzbänder sind in Abb. 5 dargestellt. Der dorsale Teil des hinteren Kreuzbandes (PCL) zeigt in Abhängigkeit vom Flexionswinkel kaum Änderungen in der Bandbeanspruchung. Die geringsten Dehnungen waren zwischen 30° und 90° zu beobachten. Der antero-mediale Anteil des vorderen Kreuzbandes (ACL) wies eine maximale Beanspruchung bei ca. 15° Flexionswinkel auf, die mit höheren Winkeln rasch abfiel. Unter reiner Flexionsbewegung des Kniegelenkes wurden maximale Dehnungen von ca. 5% und maximale Zugkräfte von 20 N gemessen. Belastende Momente wie Abduktion, Adduktion, Innen- und Außenrotation beanspruchen die einzelnen Bänder erheblich mehr als reine Flexion. So kam es zum Beispiel nach Belastung mit einem Abduktionsmoment von 400 N cm zu einem Anstieg der Bandzugkraft im ventralen Anteil des medialen Seitenbandes von 15 N auf 45 N.

Von den 24 verschiedenen Belastungskombinationen, die gemessen wurden, waren die deutlichsten Veränderungen bei folgenden Bedingungen zu beobachten: starker Anstieg der Beanspruchung des antero-medialen Anteiles des vorderen Kreuzbandes bei Innenrotation und des lateralen Collateralbandes bei Außenrotation in Kombination mit Adduktion. Der

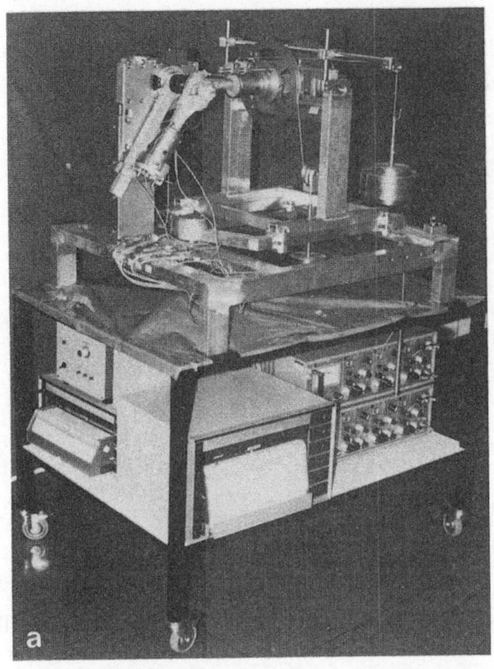

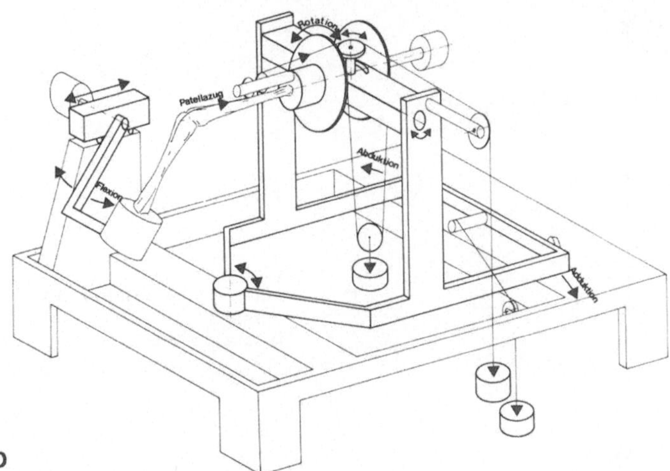

Abb. 2. a Versuchsaufbau des Simulators für die Bewegungen und Belastungen am Knie-gelenk. **b** Schemazeichnung zur Darstellung der Funktionsweise des Simulators

Zug der Quadricepsmuskulatur führte für den antero-medialen Anteil des vorderen Kreuz-bandes und den ventralen Anteil des medialen Seitenbandes bei Flexionswinkeln zwischen $0°$ und $50°$ zu einer Beanspruchungszunahme und bei Winkeln größer als $50°$ zu einer Entlastung der Bänder. Die Resektion der Kniegelenkskapsel bewirkte an allen Bändern eine Dehnungszunahme um etwa den Faktor 3.

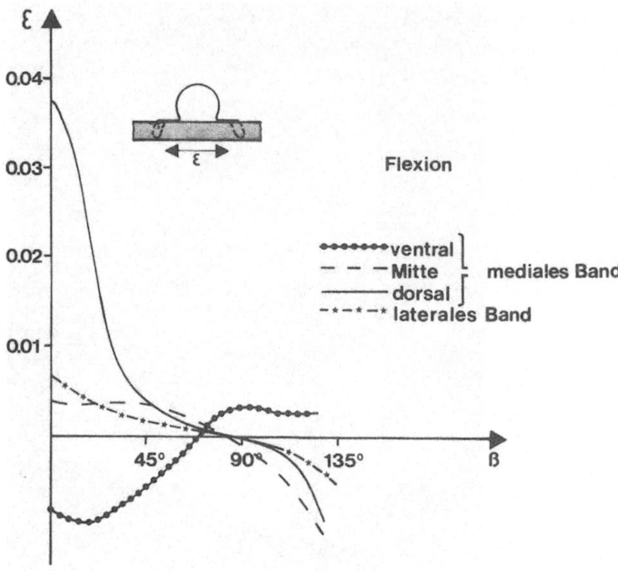

Abb. 3. Die Dehnungen (ϵ) an den Collateralbändern als Funktion des Flexionswinkels (β)

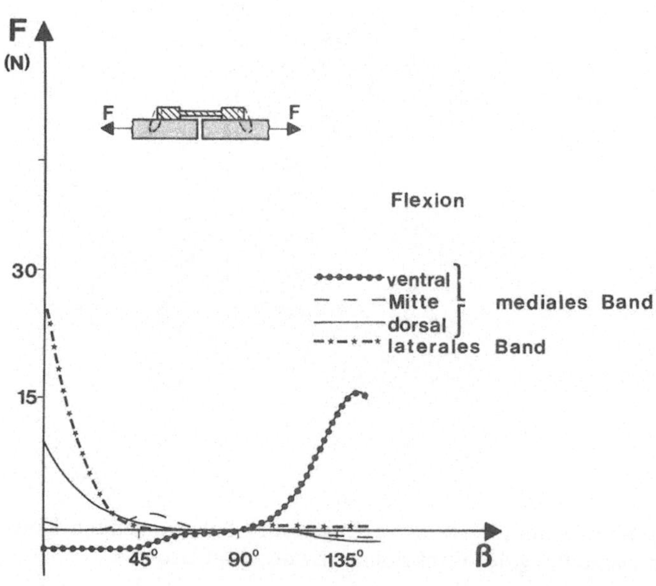

Abb. 4. Die Zugkräfte (F) an den Collateralbändern als Funktion des Flexionswinkels (β)

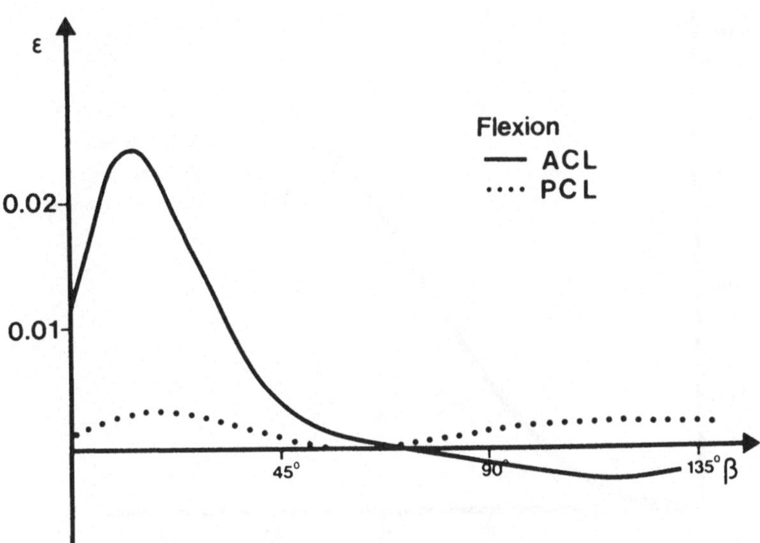

Abb. 5. Die Dehnungen (ε) an den Kreuzbändern als Funktion des Flexionswinkels (β). *ACL:* antero-medialer Anteil des vorderen Kreuzbandes. *PCL:* dorsaler Anteil des hinteren Kreuzbandes

Reißfestigkeit und Dehnbarkeit der Kniebänder

Bänderrisse treten überwiegend an den Bandinsertionsstellen und nur selten interligamentär auf. Deshalb wurden Zugversuche an den Bändern mit ihren knöchernen Ansätzen durchgeführt. Bei diesen mechanischen Tests wird ein Zugkraft (F) -Dehnungs (ε) -Diagramm bis zum Zerreißen des Bandes aufgezeichnet, wie es als Beispiel in Abb. 6 dargestellt ist. Aus diesem Diagramm kann die Reißfestigkeit und die dazugehörige Bruchdehnung ermittelt werden (Abb. 6). Die maximal mögliche reversible Verformung des Bandes wird durch die Dehnung an der Linearitätsgrenze angegeben (Abb. 6). Als Steifigkeit des Bandes ist die Steigung des linearen Kurventeils definiert (Abb. 6).

Die in der Literatur angegebenen Reißkräfte für die 4 Hauptbänder des Kniegelenkes schwanken erheblich [2, 5, 6, 7, 8, 10, 11]. Dies ist überwiegend auf die individuellen Unterschiede der getesteten Bänder, aber auch auf unterschiedliche Prüfbedingungen zurückzuführen. Trotz dieser erheblichen Abweichungen lassen sich einige wesentliche Aussagen machen. Das schwächste Band des Kniegelenkes ist eindeutig das laterale Seitenband, für das mittlere Reißkräfte von 354 N [2] bis 384 N [11] angegeben werden. Die Reißkräfte für das mediale Seitenband liegen zwischen 477 N [5] und 654 N [2] und damit wesentlich höher als für das laterale Seitenband. Das vordere Kreuzband mit 350 N [8] bis 1730 N [7] weist ähnliche Werte auf wie das hintere Kreuzband mit 571 N [11] bis 1 745 N [8]. Dabei sind die hohen Reißkräfte an jungen und die niedrigeren an alten Bändern bestimmt worden [6]. Die Reißdehnungen liegen überwiegend im Bereich von 18% bis 30% [2, 5, 7]. Die Dehnungen an der Linearitätsgrenze erreichen ca. 80% der Reißdehnungen [2].

Für das biomechanische Verhalten der Bänder sind jedoch die Dehnungen bei geringerer Zugkraft von größerer Bedeutung. Die Kraft-Dehnungskurven (Abb. 6) zeigen bis zu einer

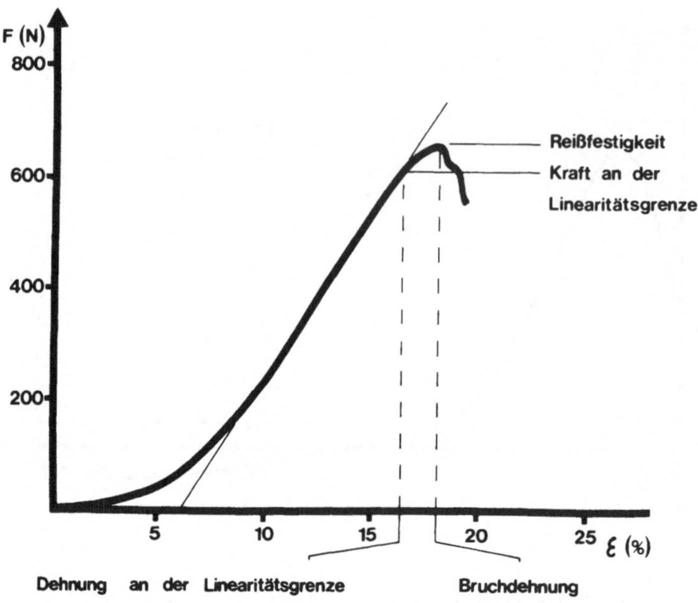

Abb. 6. Charakteristische Kraft (F)-Dehnungskurve (ϵ) für ein mediales Knieseitenband unter Zugbelastung

Zugkraft von ca. 150 N einen progressiven Kurvenverlauf. Dies bedeutet, daß die Bänder am Beginn der Belastung relativ leicht dehnbar sind, d.h. eine geringe Steifigkeit haben, die mit steigender Zugkraft anwächst, um dann im linearen Kurventeil konstant zu bleiben. Die Steifigkeit, die im linearen Kurventeil bestimmt wurde, ist bei den Kreuzbändern etwa doppelt so hoch wie bei den Collateralbändern. Für das vordere Kreuzband werden Werte von 129 N/mm bis 182 N/mm [7] und für das hintere Kreuzband 183 N/mm [11] angegeben. Bei den Collateralbändern weist das laterale Band mit 47–62 N/mm [2, 11] die geringste Steifigkeit auf. Das mediale Seitenband liegt mit 72–94 N/mm [2, 11] deutlich höher, erreicht jedoch nicht die Werte der Kreuzbänder.

Diskussion

Unter normalen Flexionsbewegungen treten am Kniebandapparat Dehnungen unter 5% und Zugkräfte unter 30 N auf. Vergleicht man diese Werte mit dem Kraft-Dehnungsdiagramm der Bänder im Reißversuch (Abb. 6), so erkennt man, daß dieser Beanspruchungsbereich dem unteren, nicht linearen Kurventeil zuzuordnen ist. Die Bänder haben hier eine relativ große Dehnungsfähigkeit und geringe Steifigkeit. Dies ist darauf zurückzuführen, daß die kollagenen Fasern noch nicht alle in Zugrichtung ausgerichtet sind [4]. Erst durch äußere Belastungen, wie Adduktion, Abduktion und Rotation, werden die Bänder stärker beansprucht und die kollagenen Fasern mehr in Zugrichtung angeordnet. Dadurch nimmt die Steifigkeit der Bänder zu, und größere Zugkräfte werden mit einem relativ geringen Zuwachs an Dehnungen übertragen. Bandprothesen sollten vor allem bei niedrigen Zugkräften ein ähnliches Kraft-Dehnungsverhalten wie die natürlichen Bänder haben, da dies der Bereich der normalen physiologischen Beanspruchung ist. Die Reißfestigkeit einer Kniebandprothese sollte in etwa der Kraft entsprechen, die von den Kniegelenksbänder reversibel aufgenommen werden kann. Für das stärkere Band, das hintere Kreuzband, liegen diese Kräfte bei ca. 800 N. Die Meßergebnisse der Bandbeanspruchung unter Flexionsbewegungen des Kniegelenks bestätigen den sinnvollen Einsatz eines Bewegungsgipses für die Nachbehandlung von Bandersatzoperationen. Zwischen Beugewinkeln von 30° und 90° werden alle 4 Bänder nur gering beansprucht, solange Abduktions-, Adduktions- und Rotationsmomente am Kniegelenk ausgeschlossen werden können.

Literatur

1. Claes L, Mutschler W (1981) Elektrische Messung von Dehnungen und Kräften an den Kollateralbändern des menschlischen Knies. In: Jäger M, Hackenbroch MH, Refior HJ (Hrsg) Kapselbändläsionen des Kniegelenkes. Thieme, Stuttgart New York, p 34
2. Claes L (1983) Biomechanische Eigenschaften humaner Bänder. In: Burri C, Claes L (Hrsg) Alloplastischer Bandersatz. Huber, Bern Stuttgart Wien, p 12—19
3. Edward RG, Lafferty YS, Lange KO (1970) Ligament strain in the human knee. J Basic Engng 92:131
4. Hartung CH (1975) Zur Biomechanik weicher Gewebe. Fortschr Ber VDI-Z., Reihe 17, Nr. 2. VDI-Verlag, Düsseldorf
5. Kennedy JC, Hawkins RJ, Willis RB, Danylchuk KD (1976) Tension studies of human knee ligaments. J Bone Joint Surg 58A:3, 350
6. Noyes FR, Grood ES (1976) The strength of the anterior cruciate ligament in humans and rhesus monkeys. J. Bone Joint Surg 58A:8, 1074
7. Noyes FR (1977) Functional properties of knee ligaments and alterations induced by immobilization. Clinical Orthop 123:210
8. Pizialli RL, Rastegar J, Nagel DA, Shurman DJ (1980) The contribution of the cruciate ligaments to the load-displacement characteristics of the human knee joint. J Biochem Engng 102:277
9. Schmid R: Persönliche Mitteilung
10. Tremblay GR, Laurin CA, Drovin G (1980) The challange of prosthetic cruciate ligament replacement. Clin Orthop 147:88
11. Trent PS, Walker PS, Wolf B (1976) Ligament length patterns, strength and rotational axes of the knee joint. Clin Orthop 117:263
12. Wang CJ, Walker PS, Wolf B (1973) The effects of flexion and rotation on the length pattern of the ligaments of the knee. J Biomech 6:587
13. Wirth CJ (1981) Biomechanik des Kapselbandapparates des Kniegelenkes. In: Jäger M, Hackenbroch MH, Refior HJ (Hrsg) Kapselbandläsionen des Kniegelenkes. Thieme, Stuttgart New York, p 2

Kohlenstoffaserbandprothesen: Material und Eigenschaften

L. Claes

1. Kohlenstoffasern

Kohlenstoffasern bestehen aus reinem Kohlenstoff graphitischer Struktur [1, 6]. Sie sind chemisch inert, dies ist einer der Gründe für ihre gute Biokompatibilität. Die Fasern haben einen Durchmesser von 7–8 μm und sind damit dünner als ein Haar. Aufgrund der kleinen Durchmesser sind sie sehr flexibel (Abb. 1a), was die Verarbeitung zu Geflechten (Abb. 1b) und Geweben ermöglicht. Bedingt durch die graphitische Struktur der Fasern und dem damit verbundenen anisotropen Schichtaufbau weisen sie in ihrer Längs- und Querrichtung sehr verschiedene mechanische Eigenschaften auf [1].

In Faserlängsrichtung sind die Materialkennwerte vergleichbar mit jenen von hochfestem Stahl. Der Elastizitätsmodul der Kohlenstoffasern (Sigrafil HF) beträgt 200–250 MPa, und die Zugfestigkeit 2,5–3 MPa [1]. Senkrecht zur Faserlängsrichtung liegen diese Werte jedoch wesentlich niedriger. Hohe Scherbeanspruchungen, die auch durch eine Biegung der Fasern über scharfe Kanten hervorgerufen werden können, führen deshalb zum Faserbruch.

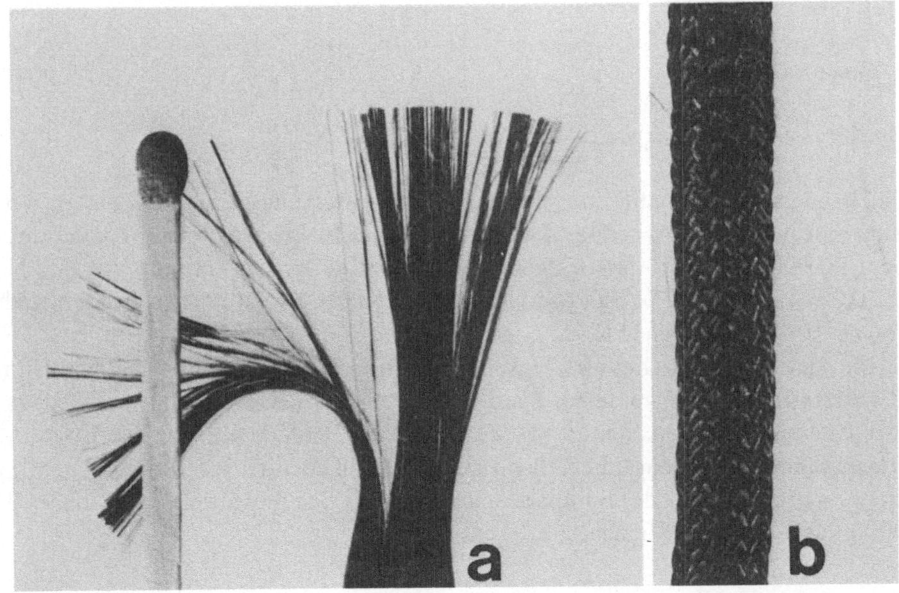

Abb. 1. Kohlenstoffaserbündel und geflochtenes Kohlenstoffaserband

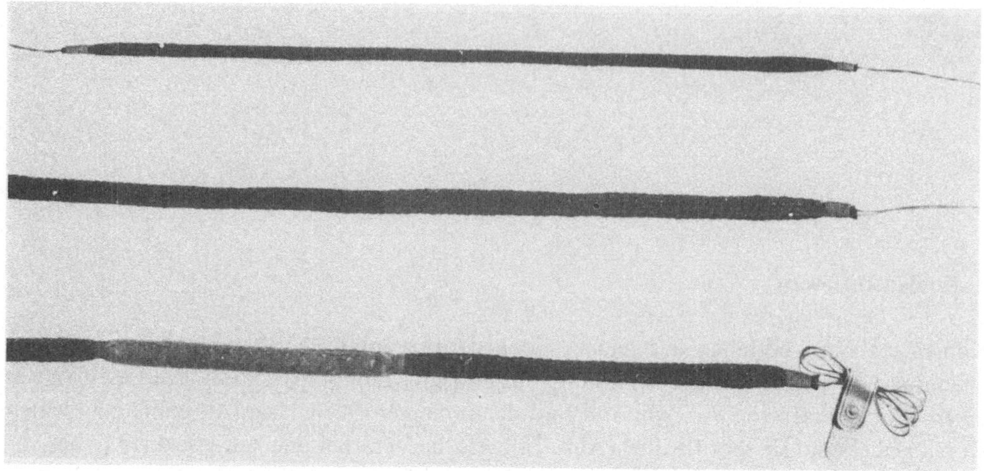

Abb. 2. *Oben:* Bandprothese für das Sprunggelenk und den Schultergürtel. *Mitte:* Bandprothese für die Collateralbänder des Kniegelenkes. *Unten:* Bandprothese für die Kreuzbänder des Kniegelenkes mit Duraumscheidung auf 8 cm Länge

Im Unterschied zu den polymeren Fasern weisen Kohlenstoffasern unter Belastung bis zum Bruch nur elastische Verformungen auf [1, 6]. Unter Dauerbeanspruchung kommt es nicht zu einem Kriechen, d.h. zu einer ständigen Längenzunahme der Faser.

2. Bandprothesen

Bandstruktur und Bandtypen

Ein Bandersatz aus unidirektional in Bandlängsrichtung ausgerichteten Fasern weist unter Zugbelastung nur sehr geringe Dehnungen auf, z.B. unidirektionale Bündel mit 30 000 oder 90 000 Kohlenstoffasern dehnen sich unter einer Zugbelastung von 300 N nur um ca. 0,007% bzw. 0,02%, während gleich große Kräfte an natürlichen Bändern Dehnungen von ca. 10% hervorrufen [5].

Um eine größere Dehnungsfähigkeit der Bandprothesen zu erreichen wurden mehrere Kohlenstoffaserstränge zu einem Band geflochten [2]. Versuche mit verschiedenen Flechttypen führten zu einem Band[1] mit 32 Strängen [2] (Abb. 2). Für den Ersatz der Kniegelenksbänder wurde ein breites Band mit 3 000 Filamenten pro Strang (Abb. 2) und für den Ersatz der Bänder des Sprunggelenkes, und des Schultergürtels ein schmales Band mit 1 000 Filamenten pro Strang (Abb. 2) entwickelt.

---

[1] Lafil, B. Braun-Dexon GmbH, D–3509 Spangenberg

Kollagenbeschichtung
Beide Bändertypen sind mit einem resorbierbaren Kollagen[2] beschichtet, das im Gewebe in ca. 4 Tagen abgebaut wird. Die Kollagenbeschichtung (ca. 3 Volumen %) bindet die einzelnen Kohlenstoffasern vor und während der Implantation zusammen und erleichtert damit die Handhabung. Beim Durchziehen der Bandprothesen durch die Bohrkanäle der Condylen und beim Abschneiden der Bandprothese auf die erforderliche Länge, wird durch die Kollagenbeschichtung weitgehendst ein Absplittern einzelner Kohlenstoffaserpartikel und ein Auffächern der Bandenden vermieden.

Duraumscheidung
Nach der Implantation der Bänder und Resorption des Kollagens wird dessen Raum durch einsprießendes körpereigenes Bindegewebe ersetzt [7]. Diese Durchdringung und Umhüllung der Kohlenstoffaserbandprothesen durch Bindegewebe erfolgt bei den extraarticulär verlaufenden Bändern rasch und erzeugt so ein Verbundmaterial aus natürlichem und alloplastischem Material [4]. Intraarticulär läuft dieser Vorgang jedoch langsamer und in geringerem Maße ab. Die breiten Bänder (Abb. 2) für den Kreuzbandersatz des Kniegelenkes wurden deshalb für den intraarticulären Teil mit einer lyophilisierten Dura[3] auf eine Länge von 8 cm eingescheidet (Abb. 2), um rasch eine Bindegewebsumhüllung des intraarticulären Kohlenstoffaserbandanteiles zu erhalten. Alle Bandprothesen sind an den Enden mit einem nicht resorbierbaren Faden ausgerüstet (Abb. 2), der das Einfädeln und Durchziehen der Bandprothesen durch Bohrkanäle erleichtert und der nach erfolgter Implantation abgeschnitten wird.

Bandprothesentypen
1. 6 mm breite und 20 cm lange Bandprothese für die Bänder des Sprunggelenkes und des Schultergürtels (Abb. 2).
2. 8 mm breite und 60 cm lange Bandprothese für die Collateralbänder des Kniegelenkes (Abb. 2).
3. 8 mm breite und 60 cm lange Bandprothese mit einer zusätzlichen Umscheidung mit lyophilisierter Dura auf 8 cm Länge für den Ersatz der Kreuzbänder des Kniegelenkes (Abb. 2).

Mechanische Eigenschaften

Reißfestigkeit
Die Reißfestigkeit (Dehnungsgeschwindigkeit 10 mm/min) der breiten Bandprothese für den Bandersatz am Kniegelenk beträgt im Mittel 2 461 N (Standardabweichung ± 238 N, bei n = 10). Sie liegt damit etwa 3mal höher als die humaner Kniegelenksbänder [5]. Die Reißfestigkeit der schmalen Bandprothesen liegt im Mittel bei 996 N (Standardabweichung ± 5 N, bei n = 10).

---

2 B. Braun-Dexon GmbH
3 Lyodura, B. Braun-Dexon GmbH

12

Dehnung

Die reversible elastische Dehnung der Bandprothesen erfährt gegenüber der unidirektionalen Verwendung von Kohlenstoffasern eine wesentliche Erhöhung. Der Einfluß der Flechtung und der Kollagenbeschichtung ist für die breite Bandprothese in Abb. 3 dargestellt. Die Dehnung unter einer Zugkraft von 300 N beträgt bei unidirektionaler Anwendung der Fasern 0,02%, nach der Flechtung 0,63% und nach der Kollagenbeschichtung 1,14%.

Ein wesentliches Charakteristikum der Kohlenstoffaserbandprothese besteht darin, daß sie nach der Implantation unter in vivo Bedingungen ihr Dehnungsverhalten ändert. Durch Einwachsen von körpereigenem Bindegewebe zwischen die Kohlenstoffasern kommt es zu einer Erhöhung der Dehnungsfähigkeit (Abb. 3), die der der natürlichen Bänder ähnlich ist [4, 5].

Dauerfestigkeit

Wegen ihrer sehr guten Zugfestigkeit liegt die kritische Beanspruchung der Kohlenstoff-faserbandprothese nicht in ihrer Zugbelastung sondern in den Spannungen, die an den Verankerungsstellen der Prothese am Knochen und in den Umlenkpunkten der Prothese an den Ausgängen der Bohrkanäle auftreten. Es handelt sich dabei überwiegend um Scherspannungen, die durch Biegung der Kohlenstoffasern über Kanten oder durch hohe Druckspannungen bei der Verschraubung an der knöchernen Verankerung entstehen. Um den Einfluß von Kanten, die technisch gesehen kleine Radien bedeuten, auf die Dauerfestigkeit von Bandprothesen zu testen, wurden umfangreiche Langzeituntersuchungen durchgeführt. In einem speziell entwickelten Testgerät erfolgte in vitro eine cyclische Zug-Biegebelastung der Bandprothesen über verschieden große Radien (Abb. 4). Die Anzahl der

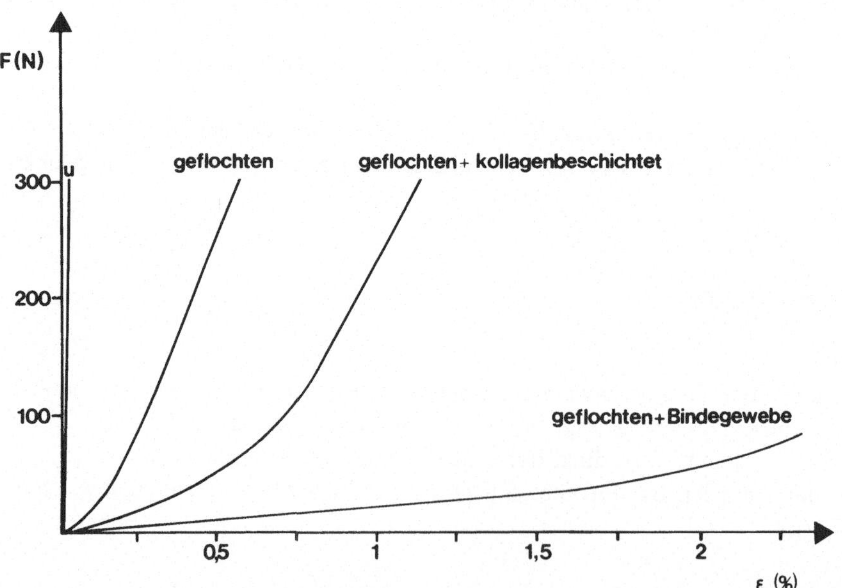

Abb. 3. Der Einfluß der Flechtung, der Kollagenbeschichtung und der Bindegewebseinsprossung auf die Dehnungsfähigkeit der Kohlenstoffaserbandprothese im Vergleich zu der Dehnung eines unidirektionalen Kohlenstoffaserbündels (U) mit gleicher Anzahl Fasern

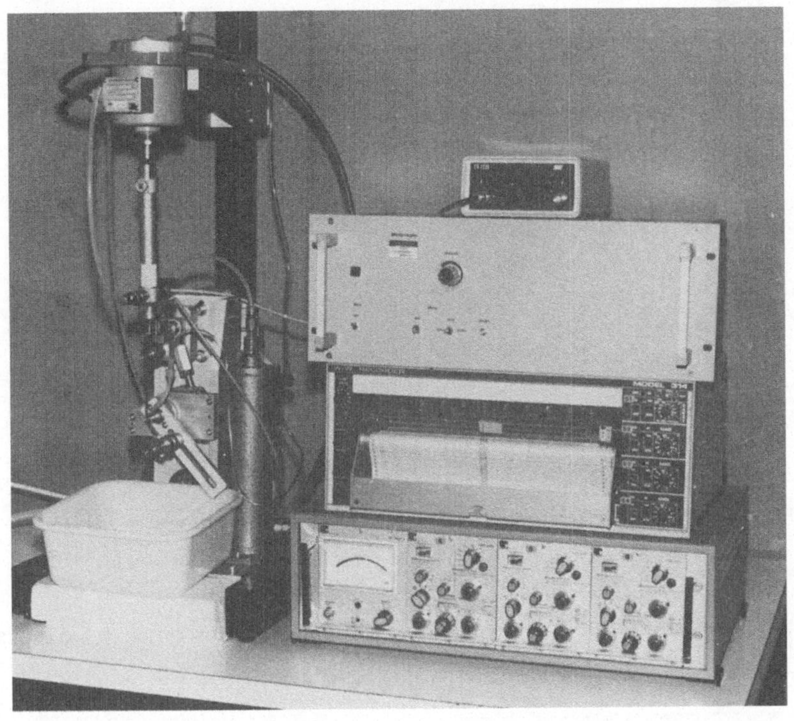

Abb. 4. Prüfmaschine zur Bestimmung der Dauerbiegefestigkeit von Kohlenstoffaserbandprothesen unter verschiedenen Versuchsbedingungen

Belastungscyclen bis zum Bruch der Prothesen wurde in Abhängigkeit von der Zugkraft, vom Biegewinkel und vom Prothesentyp bestimmt. Die dargestellten Ergebnisse wurden bei einem Biegewinkel von 0–45 Grad bestimmt.

In Abb. 5 sind die Ergebnisse für 2 verschiedene Biegeradien und in Abb. 6 für unbeschichtete und mit Kollagen beschichtete Prothesen dargestellt. Alle Bandprothesen wiesen mit zunehmender Zugkraft eine Abnahme der Lastwechselzahl bis zum Bruch auf. Wie die Kurven in Abb. 5 zeigen, hat der Biegeradius einen gravierenden Einfluß auf die Dauerfestigkeit der Prothesen. Die Vergrößerung des Biegeradius von 2 mm auf 4 mm erhöhte die mögliche Lastwechselzahl um den Faktor 20.

Die Beschichtung der Kohlenstoffasern mit Kollagen führt gegenüber unbeschichteten Fasern zu einer 300%igen Erhöhung der Dauerfestigkeit, wie in Abb. 6 zu sehen ist. Bei Kräften kleiner als 43,5 N (r = 4 mm) trat auch bis 7 Mill. Lastenwechseln kein Bruch der Prothese auf. Unter in vivo Bedingungen, wenn die Kohlenstoffasern mit Bindegewebe durchwachsen sind, ist der Effekt der Spannungsverminderung an den Fasern und damit die Lebensdauer des Bandes wesentlich größer als bei Bändern mit Kollagenbeschichtung unter in vitro Bedingungen.

Beim Ersatz der Kreuzbänder mit der Kohlenstoffaserbandprothese, bei dem es nicht in gleichem Maße wie bei den Collateralbändern zum Einsprießen von Bindegewebe kommt,

14

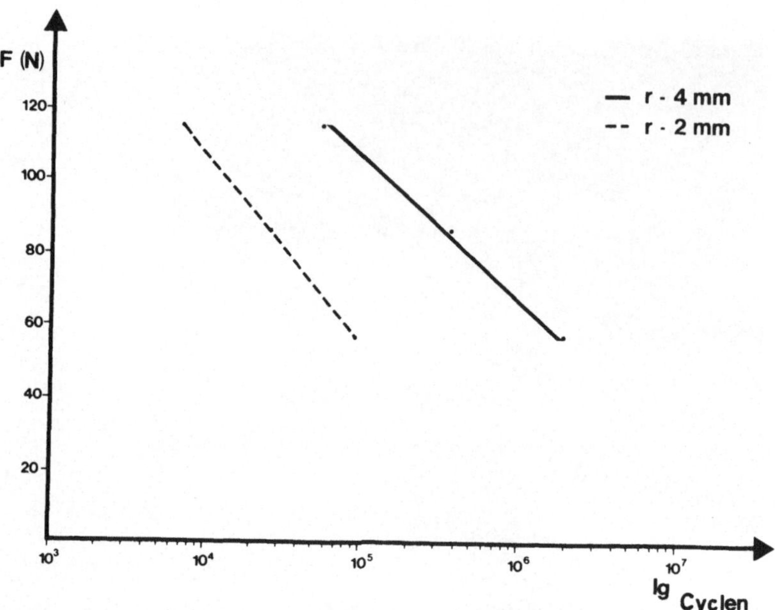

Abb. 5. Der Einfluß des Biegeradius und der Bandzugkraft auf die Anzahl der Lastcyclen bis zum Bruch der Prothese in vitro

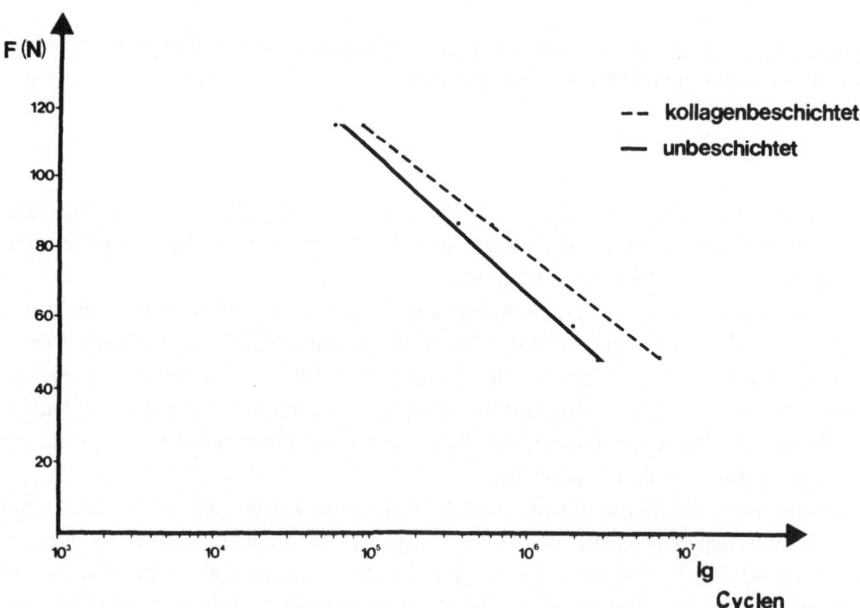

Abb. 6. Der Einfluß der Kollagenbeschichtung und der Bandzugkraft auf die Anzahl der Lastcyclen bis zum Bruch der Prothesen in vitro

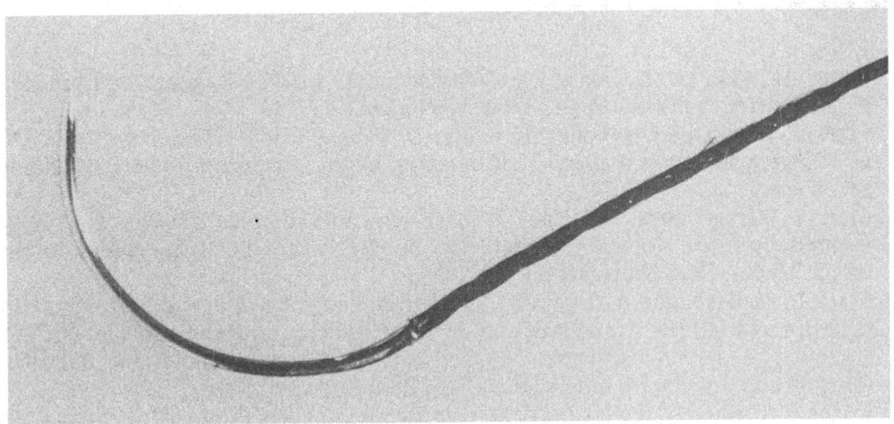

Abb. 7. Kohlenstoffaserkordel mit Nadel

hat die Duraumscheidung einen spannungsmindernden und damit lebensdauererhöhenden Einfluß. Bei einem Radius von 2 mm erhöht die Duraumscheidung die Lebensdauer um den Faktor 4 und bei einem Radius von 4 mm um den Faktor 1,5.

Die Ergebnisse der in vitro Untersuchungen können nicht direkt auf in vivo Bedingungen übertragen werden. Sie geben uns jedoch wertvolle Hinweise auf Parameter, die auf die Lebensdauer der Prothesen Einfluß nehmen.

Aus diesen Ergebnissen lassen sich für die Implantationstechnik folgende wichtige Hinweise ableiten:

1. Alle Kanten an Verankerungsstellen und Bohrlochrändern müssen gebrochen werden, damit die Prothesen über ausreichende Radien von 3—4 mm gebogen werden.
2. Für den Kreuzbandersatz sind die Bandprothesen so zu implantieren, daß die Duraumscheidung in die femoralen und tibialen Bohrkanäle beidseitig ca. 1—2 cm hineinreicht.

Wenn diese operationstechnischen Details beachtet werden und eine anatomisch richtige Implantation erfolgt, wird die Kohlenstoffaserbandprothese als Langzeitimplantat wirken.

3. Kohlenstoffaserkordel mit Nadel

Zur Verstärkung von Bindegewebsstrukturen, wie z.B. des Kapselapparates am Kniegelenk oder der Achillessehnennaht, wurde eine Kordel aus 12 000 Kohlenstoffasern entwickelt. Die Kordel besteht aus 4 gegeneinander verdrillten Strängen mit je 3 000 Filamenten und ist mit Kollagen beschichtet. Das Material hat einen Durchmesser von ca. 0,7 mm, eine Länge von 100 cm und ist an einem Ende mit einer Nadel (Typ HRLS—35) ausgerüstet (Abb. 7).

16

Literatur

1. Böder H, Gölden D, Rose Ph, Würmseher H (1981) Kohlenstoffasern-Herstellung, Eigenschaften, Verwendung. Z Werkstofftechnik 11:275
2. Claes L, Burri C, Neugebauer R, Wolter D, Rose P (1979) The elasticity of various carbon fibre ligament prostheses. 2nd Meeting of the European Society of Biomechanics, Strassbourg
3. Claes L, Neugebauer R (1983) Mechanische und biomechanische Eigenschaften des Bandersatzes mit Kohlenstoffasern. In: Burri C, Claes L (Hrsg) Alloplastischer Bandersatz. Huber, Bern Stuttgart Wien, p 55−59
4. Claes L, Neugebauer R (in press) In vivo and in vitro investigation of the long term behavior and fatique strength of carbon fibre ligament replacement. Clin Orthop
5. Claes L (1983) Biomechanische Eigenschaften humaner Bänder. In: Burri C, Claes L (Hrsg) Alloplastischer Bandersatz. Huber, Bern Stuttgart Wien, p 12−19
6. Fitzer E, Fiedler A, Müller D (1971) Die Herstellung von Kohlenstoff-Fasern mit hohem Elastizitätsmodul und hoher Festigkeit. Z Chemie Ingenieur Technik, 43. Jahrgang, Heft 16:923
7. Neugebauer R, Claes L (1983) Die Reaktion von Geweben auf Kohlenstoffasern als Bandprothesen am Schafsknie. In: Burri C, Claes L (Hrsg) Alloplastischer Bandersatz. Huber, Bern Stuttgart Wien, p 103−108

Biokompatibilität von C-Fasern

G. Helbing und D. Wolter

1. Einleitung

Kohlenstoffasern haben sich als Werkstoff in der Technik u.a. wegen ihrer enormen Zugfestigkeit bewährt. Eben diese Eigenschaften in Verbindung mit einer hypothetisch besseren Gewebsverträglichkeit als andere, chemisch inhomogene Materialien, lassen C-Faserstränge als ein ideales Ersatzmaterial für auf Zug beanspruchte Gewebsstrukturen erscheinen [3].

Ein offenkundiger Nachteil der Kohlenstoffasern ist jedoch ihre geringe Resistenz gegen Scherkräfte, mit anderen Worten: Kohlenstofffaserstränge brechen, sobald sie über kleinere Radien gebogen, z.B. über Kanten geleitet werden. Zusätzliche Maßnahmen sind daher nötig, um C-Fasern als alloplastischen Bandersatz nutzen zu können.

Die Brauchbarkeit alloplastischen Materials hängt jedoch nicht nur von den mechanischen und biomechanischen Eigenschaften im Hinblick auf die gewünschte Applikation ab, sondern auch von der Reaktion des Organismus auf das verwendete Material. Für die Biokompatibilität sind allerdings nicht nur chemische Zusammensetzung und Reaktionsfähigkeit der Substanz maßgebend, sondern auch physikalische Strukturen bzw. mikroskopische Proportionen. Somit sind Biomechanik und Biokompatibilität eines alloplastischen Ersatzmaterials engstens assoziiert.

Aus Untersuchungen zur Verträglichkeit anderer, in der Endoprothetik verwendeter Kunststoffe ist bekannt, daß die Gewebsreaktion auf die Implantate oder ihren Abrieb je nach Größe der Fremdkörperpartikel unterschiedlich ausfällt [5, 6]. So kann es sein, daß ein morphologisch intaktes Implantat reizlos toleriert wird, Abriebpartikel desselben Materials dagegen eine heftige Entzündungsreaktion induzieren.

2. Gewebsreaktion auf C-Faserbruchstücke und Mikropartikel

In Tierversuchen wurden zwei Materialvarianten des Kohlenstoffs ausgetestet: Es handelt sich um low temperature isotropic carbon (LTI) mit einer Partikelgröße von einem μm sowie um kohlenstoffaserverstärkten Kohlenstoff (CFC) mit einer Partikelgröße von weniger als 8 μm. Der Reinheitsgrad von LTI betrug 97,3%, der Rest von 2,7% war Graphit, CFC bestand zu 100% aus Kohlenstoff.

Beide Substanzen wurden intravenös, intraperitoneal sowie intraarticulär appliziert. Die Versuche wurden mit 60 Tagen alten und 250 g schweren Ratten vom Stamm Chbb: THOM durchgeführt. Aus physiologischen Erwägungen mußten unterschiedliche Dosen verabfolgt werden: Intraperitoneal wurden 500 mg, intravenös wie intraarticulär jeweils 50 mg in Ringer-Lösung suspendierter Mikropartikel injiziert.

Bis zu 48 h nach intravenöser Applikation wurden die parenchymatösen Organe wie Leber, Milz, Niere sowie Lunge histologisch aufgearbeitet und mikroskopisch untersucht.

Auf intraperitoneale Gabe wurden die Mesothelzellen nach 48 h, die vorgenannten parenchymatösen Organe nach 3 sowie 6 Monaten untersucht.

3 sowie 6 Monate nach intraarticulärer Injektion wurden die betroffenen Kniegelenke, die gleichseitigen iliacalen Lymphknoten sowie Leber, Niere und Milz untersucht [7].

Die Reaktion des Organismus auf die Kohlenstoffpartikel ist unterschiedlich und im wesentlichen von der Applikationsart bestimmt:

Die intravenöse Gabe einer Kohlenstaubsuspension führt zu einer systemischen Verteilung der Partikel. Grob quantitativ können sie bevorzugt in den phagocytierenden Zellen von Leber und Milz (Abb. 1) nachgewiesen werden, als embolisches Material sind sie jedoch auch in größeren Lungenarterien und Alveolarcapillaren zu finden (Abb. 2). Toxische oder entzündliche Reaktionen traten im Untersuchungszeitraum nicht auf.

Die intraperitoneale Gabe einer Kohlenstaubsuspension führt in erster Linie zu einer Reaktion des Peritoneums. Hierbei überwiegt eine Phagocytose durch Mesothelzellen, die mit Bildung mesothelialer Riesenzellen einhergeht. Nach längerer Versuchsdauer bilden sich zellreiche, mehrkernige Riesenzellen und kollagene Fasern enthaltende Granulome in der Peritonealwand als Ausdruck einer Vernarbung [1, 4]. Bedingt kommt es auch zum Austritt von Kohlepartikeln aus der Peritonealhöhle, die dann phagocytiert in Zellen des RHS nachgewiesen werden können (Abb. 3).

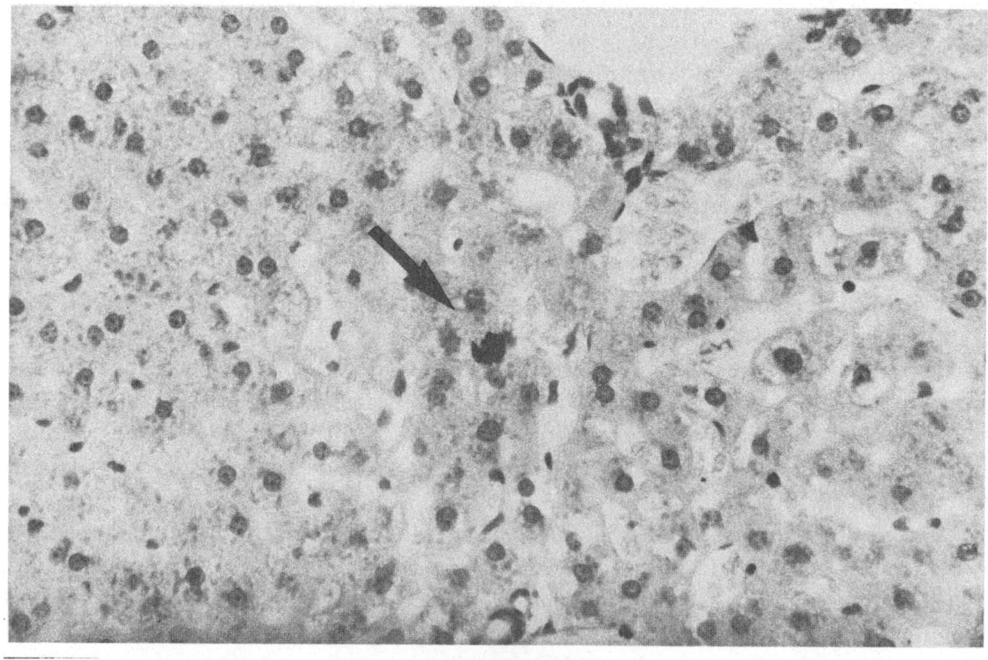

Abb. 1. Kohlenstoffpartikel in einer Sternzelle der Leber (48 h nach i.v.-Injektion von suspendiertem Kohlenstoffstaub)

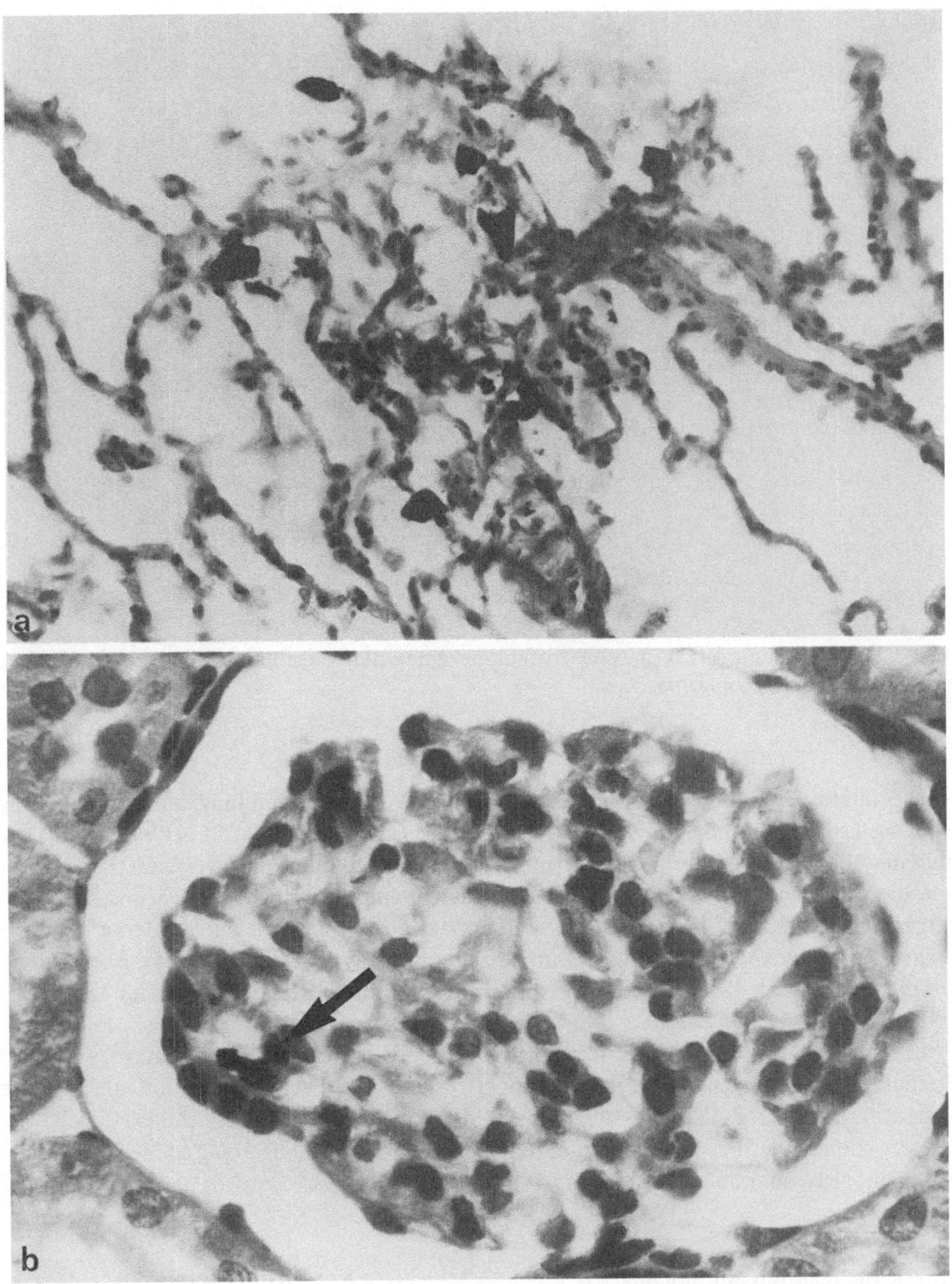

Abb. 2. a Kohlenstoff-Mikroembolie in Lungencapillaren (24 h nach i.v.-Injektion von suspendiertem Kohlenstoffstaub). b Kohlenstoff-Partikel in Nierenglomerulum (48 h nach i.v.-Injektion von suspendiertem Kohlenstoffstaub)

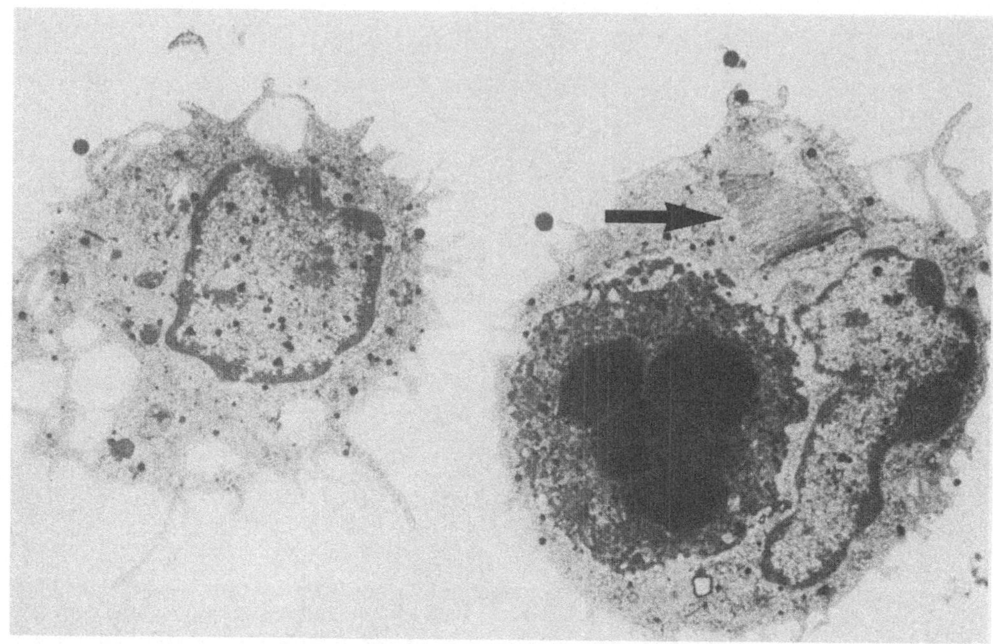

Abb. 3. Elektronenmikroskopische Aufnahme eines Peritonealmakrophagen mit Kohlenstoff-Partikel im Cytoplasma

Die intraarticuläre Applikation hat eine mäßige Reizergußbildung zur Folge. Neben einer Ablagerung in den synovialen Deckzellen der Gelenkkapsel (Abb. 4) ist ein Abtransport des überwiegenden Teils der Partikel aus dem Gelenkraum nachweisbar. Dabei findet sich das periarticuläre Bindegewebe mit Kohlenstaub imprägniert. Diese „Tätowierung" der extraarticulären Kapsel hat eine Fremdkörperreaktion mit anschließender Vernarbung zur Folge. Die weitere Verteilung der Mikropartikel erfolgt lymphogen (Abb. 5). Die Leisten-lymphknoten lassen Kohlenstoffablagerungen mit einzelnen Riesenzellen in der Umgebung erkennen (Abb. 6).

In Abhängigkeit von der Mikropartikelgröße überwiegt entweder eine Phagocytose mit Fremdkörperreaktion und Vernarbung oder, sofern die Partikelgröße die phagocytäre Kapazität einzelner Zellen übersteigt, die Bildung mehrkerniger Riesenzellen. Solche Gewebsreaktionen wurden bei anderen Materialien auch in der Umgebung solider Implantate gefunden, nicht aber beim Kohlenstoff.

3. Weichteilreaktion auf beschichtete und unbeschichtete Kohlenstoffasern

Eine Möglichkeit, die physikalischen Eigenschaften der C-Fasern zu verändern, besteht in einer Beschichtung der Oberfläche entweder einzelner Filamente oder ganzer Faserstränge. Das „Coaten" der C-Faserfilamente mit einer 0,6 μm dicken Schicht aus Pyrokohlenstoff z.B. bewirkt eine Erhöhung der Zugfestigkeit sowie des Elastizitätsmoduls, gleichzeitig wird

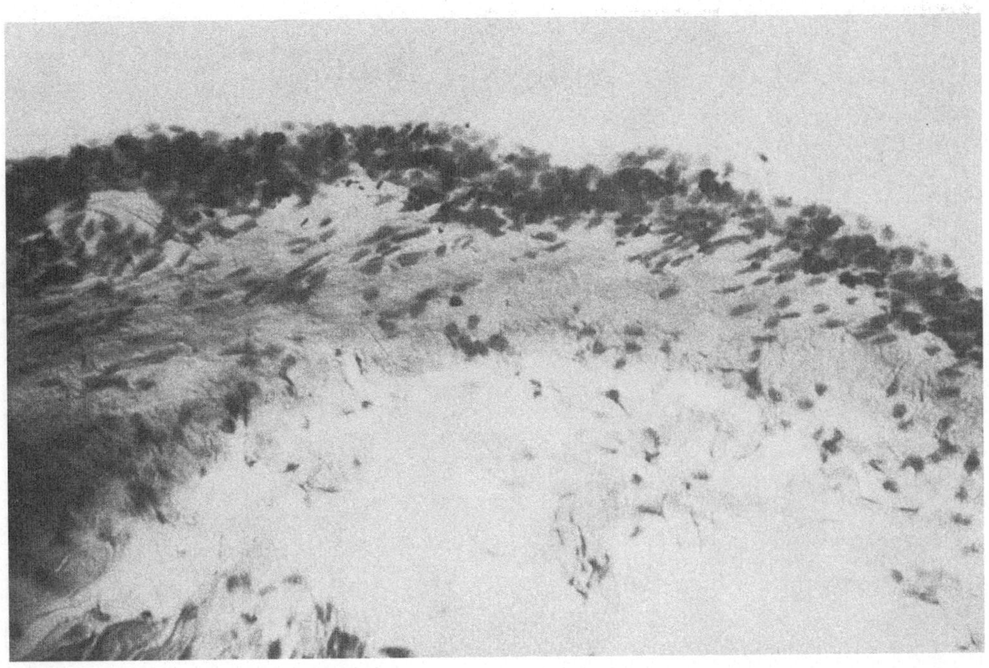

Abb. 4. Kohlenstoffablagerungen in den synovialen Deckzellen und im oberen statum synoviale des Kniegelenks (3 Monate nach intraarticulärer Gabe von Kohlenstoff-Partikeln)

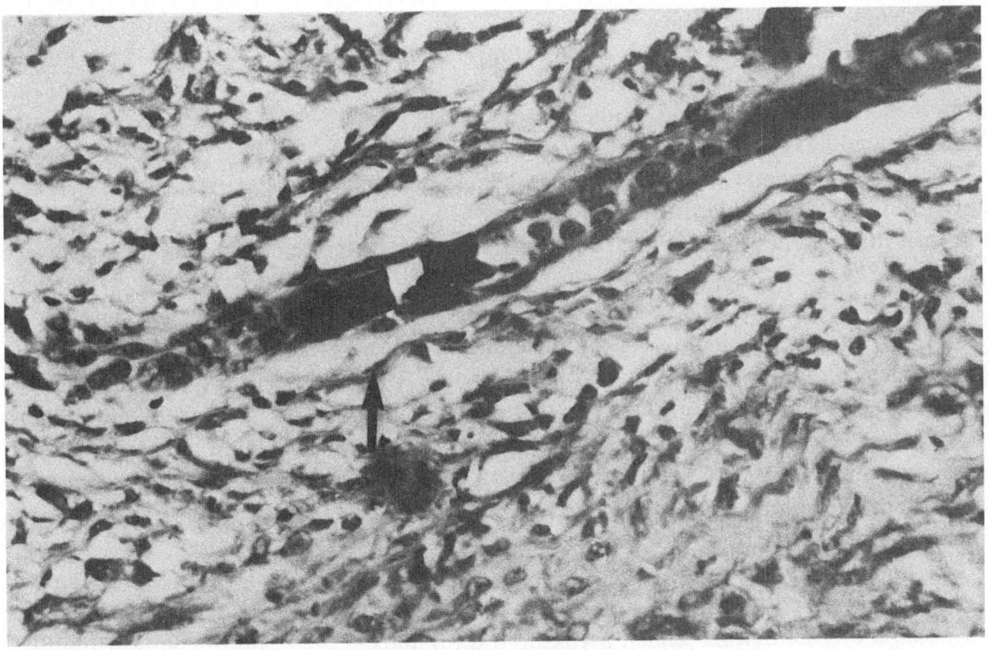

Abb. 5. Kohlenstoffmikropartikel in einem Lymphgefäß des Oberschenkels (3 Monate nach intraarticulärer Gabe von Kohlenstoff-Partikeln)

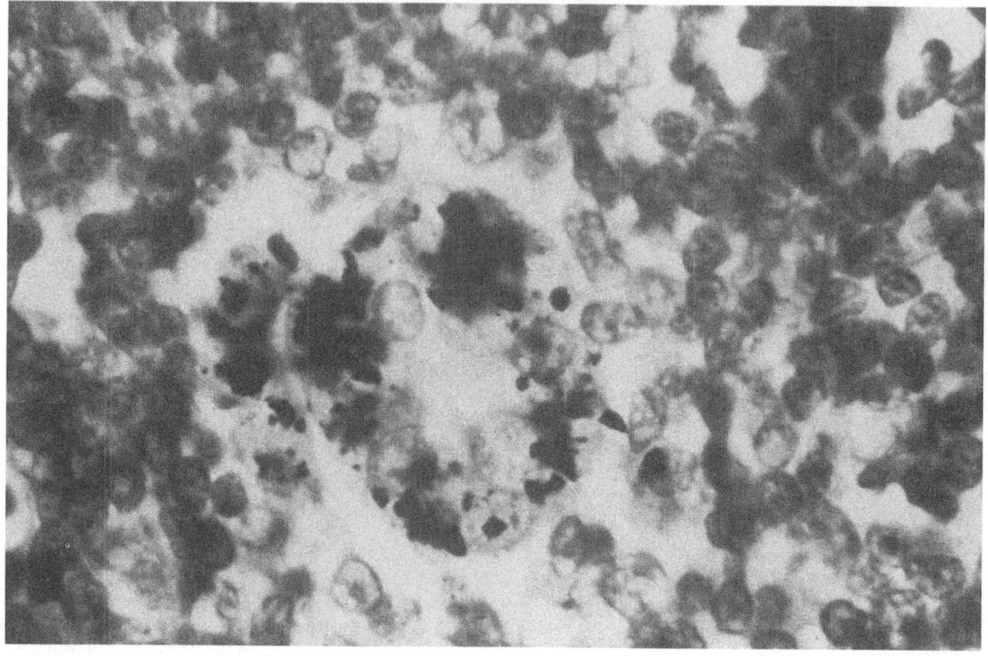

Abb. 6. Kohlenstoff-Mikropartikelablagerungen in einer mehrkernigen Riesenzelle eines inguinalen Lymphknotens (3 Monate nach intraarticulärer Gabe von Kohlenstoff-Partikeln)

die Bruchdehnung und somit die Scherempfindlichkeit gering vermindert. Der Einfluß veränderter biophysikalischer Eigenschaften der Implantate auf Gewebsreaktionen, wie Einwachsverhalten oder Ossifikation, wurde im Vergleich zwischen unbeschichteten und beschichteten Fasern untersucht.

In einer ersten Serie wurde am Kaninchenknie das mediale Collateralband reseziert und durch ein mit Pyrokohlenstoff beschichtetes C-Faserimplantat ersetzt. Die Auswertung mit makroskopischer Beurteilung und histologischer Untersuchung erfolgte nach 6 und 12 Wochen:

Nach 6 Wochen war das mikroskopische Bild geprägt von einem zellreichen Granulationsgewebe, in dem die Kohlenstoffasern gleichmäßig verteilt waren. Es war somit zu einer Invasion von Bindegewebe, welches kollagene Faser enthielt, zwischen die einzelnen C-Faserfilamente gekommen (Abb. 7). Um die Fasern herum fanden sich einzelne Fremdkörperriesenzellen. Nach 12 Wochen hatte sich das Verhältnis von Zellen zu kollagenen Fasern zugunsten der Fasern verändert. Das Granulationsgewebe war überwiegend in Zugrichtung, vom Aspekt her fast Sehnengewebe gleichend, ausgerichtet. Fremdkörperriesenzellen waren nur vereinzelt nachweisbar.

Die Befunde werden dahingehend interpretiert, daß C-Faserimplantate die Bildung von Granulationsgewebe zwischen den einzelnen Filamenten induzieren, wobei die Ausrichtung der kollagene Fasern enthaltenden Strukturen im Sinne der Zugbeanspruchung erfolgt [2]. Für den Verbund Kohlenstoffasern-Bindegewebe wird auch der Begriff „Neoligament" gebraucht.

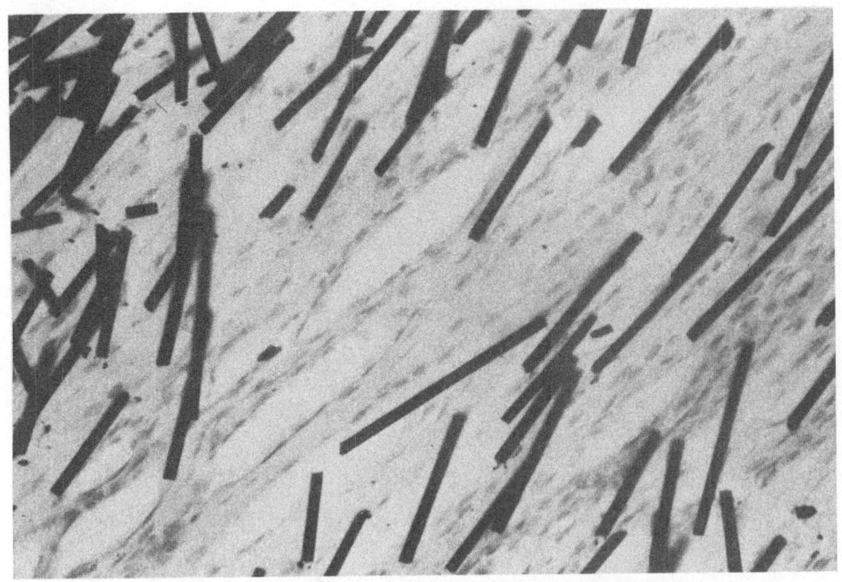

Abb. 7. C-Faserfragment von Bindegewebe umwachsen

Eine weitere Verminderung der Scherempfindlichkeit von Kohlenstoffasern läßt sich durch eine Beschichtung mit Epoxydharz erzielen. Die solchermaßen modifizierten Implantate wurden gleichartigen Untersuchungen bezüglich der Weichteilreaktion unterworfen. Dazu wurden an männlichen Schafen die medialen Collateralbänder an beiden Kniegelenken reseziert und alternierend mit reinen C-Fasern- bzw. Epoxydharz-beschichteten Implantaten ersetzt. Die Fixation der Bandprothesen erfolgte nach transossärer Führung jeweils an der Gegencortialis.

Durch diese Versuchsanordnung konnte nach 3 Monaten sowohl die Weichteil- als auch die Knochenreaktion auf beide Implantate untersucht werden:

Makroskopisch wie auch mikroskopisch ist die Reaktion auf beschichtete und auf unbeschichtete Implantate höchst unterschiedlich. Um die beschichteten Implantate bildet sich in der Regel eine voluminöse, inhomogene Narbe, während die unbeschichteten Bandprothesen eher wie ein natives Band gegen die übrigen Kapselanteile abgrenzbar sind und homogener erscheinen.

Histologisch finden sich bei den mit Epoxydharz beschichteten C-Faserimplantaten immer ganze Faserbündel von Bindegewebe umscheidet, während bei reinen C-Faserimplantaten das Granulationsgewebe zwischen die Filamente eingewachsen erscheint (Abb. 8). Lichtmikroskopische Untersuchungen bei stärkerer Vergrößerung lassen in den beschichteten Bändern miteinander verklebte Filamente ohne eingewachsenes Granulationsgewebe erkennen

Unter dem Gesichtspunkt einer Bandverankerung im Knochen ist die Art der Gewebsreaktion im Bohrkanal von Bedeutung: Unbeschichtete C-Faserimplantate finden sich regelmäßig von faserreichem Bindegewebe durchwachsen. In Knochenarealen, die bei Funktion mechanisch ruhigen Bezirken entsprechen, sind sie zum Teil auch von neuge-

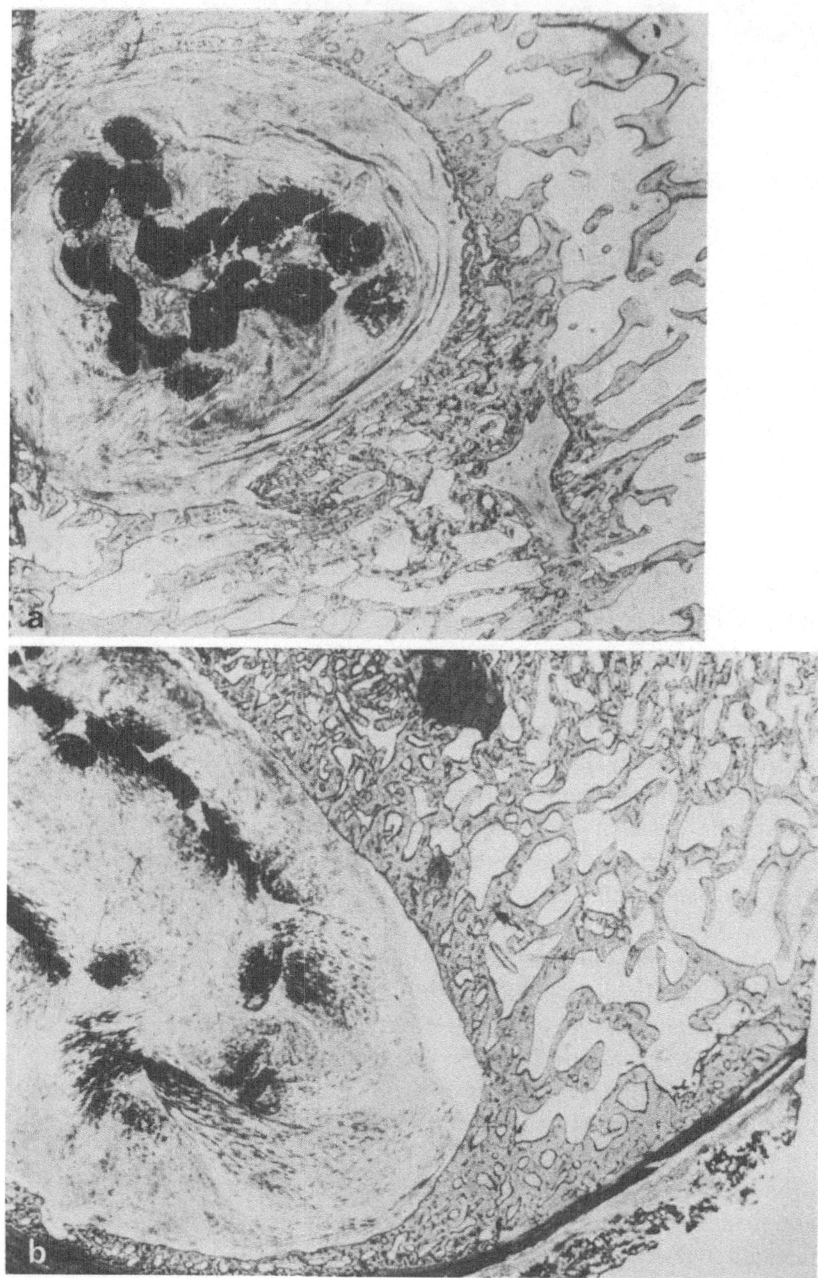

Abb. 8. Schnitt durch ein C-Faserband im Knochenkanal, (a) epoxydharzbeschichtete Bandstränge, (b) unbeschichtetes Implantat

bildetem Knochen umgeben. Mit Epoxydharz beschichtetete Implantate bleiben dagegen kompakt und erscheinen viel weniger in das umgebende Gewebe integriert. Die Bedeutung der Gewebsinvasion zwischen die einzelnen Filamente für die Verankerung der Bandprothesen im Knochen wird auch durch die höhere Ausreißfestigkeit unbeschichteter Implantate bei den biomechanischen Tests untermauert.

Vergleichbare Resultate ergab die Implantation beider Bandvarianten in Muskeltaschen im selben Versuch: Es kommt nicht zur Integration mit Epoxydharz beschichteter Bänder in das Gewebe. Im Vergleich mit unbeschichteten Implantaten finden sich vermehrt Fremdkörperriesenzellen.

4. Klinische Beobachtung

Die anfangs für den intraarticulären Kreuzbandersatz verwendeten, geflochtenen Kohlenstoffaserschläuche ohne Ummantelung mit Fascie oder Dura unterlagen bei der Funktion häufig ihrer Scherempfindlichkeit. Das Versagen dieser Implantate war mehrfach Anlaß für Revisionseingriffe. Dabei bot sich fast immer das gleiche Bild: Durch den Inplantatabrieb bis zum definitiven Bruch war die Synovialmembran schwärzlich imprägniert worden, Zeichen einer mittelstarken Synoviitis waren meist vorhanden. Die Bandstummel waren von Bindegewebe durchsetzt oder in den Knochenkanal zurückgerutscht. In keinem Fall fanden sich Kohlenstoffaserfragmente auf der Knorpeloberfläche, noch auf Faserfragmente zurückzuführende Knorpelläsionen.

Die histologische Untersuchung der Synovialmembran ergab jeweils Befunde, wie sie aus den Tierversuchen geläufig sind. Es handelt sich um eine entzündliche Reaktion mit Ausbildung von Fremdkörperriesenzellen um die C-Faserfragmente. Granulome oder Fibrosen wurden nicht beschrieben.

5. Schlußfolgerungen

Die reine Gewebsreaktion auf die Substanz Kohlenstoff ist weitgehend abhängig von der Partikelgröße. Kleine Partikel werden phagocytiert, größere von zum Teil auch mehrkernigen Fremdkörperriesenzellen umwachsen. Entscheidend ist, daß toxische Reaktionen, wie sie in der Umgebung anderer Kunststoffe z.T. mit Ausbildung von Nekrosen vorkommen können, bislang nicht beobachtet wurden.

Das Material ist aufgrund der guten Biokompatibilität somit anderen, chemisch inhomogenen alloplastischen Implantaten überlegen. Die Überlegenheit beruht in erster Linie auf einer Integration der Implantate in die Weichteile dadurch, daß zwischen die Fasern Granulationsgewebe einwächst. Der hohe Gehalt an kollagenen Fasern mit Ausrichtung im Sinne der Zugbeanspruchung ist als Ausdruck der Reaktion auf funktionelle Reize zu werten.

Ein weiterer Vorteil ist die bessere Fixation im Knochen infolge der genannten Bindegewebsinvasion. Denn maßgeblich für den Erfolg eines Implantates auf lange Sicht ist die Verankerung an physiologischer Stelle. Wenn überhaupt sind weniger aus Gründen der Biokompatibilität als aus biomechanischen Erwägungen dem Einsatz von C-Faserimplantaten derzeit Grenzen gesetzt: Die relativ geringe Scherfestigkeit mit konsekutiver Bruchgefahr an den auf Biegung beanspruchten Stellen ist noch ein limitierender Faktor für den Langzeiterfolg.

Literatur

1. Aronson M, Elberg S (1962) Fusion of peritoneal histocytes with formation of giant cells. Nature 193:399–400
2. Jenkins DHR, Forster IW, McKibbin B, Ralis ZA (1977) Induction of tendon and ligament formation by carbon implants. J Bone Joint Surg 59B:53
3. Kenner GH, Brown SD, Pasco WD, Marshall AE, Lovell JE (1975) Biocompatibility and static fatique behaviour of glassy carbon. J Biomed Mater Res 9:111–120
4. Mohr W (1971) Die Frühreaktion der Peritonealdeckzellen auf intraperitoneal injiziertes Asbest. Verh Dtsch Ges Pathol 55:791
5. Swanson SAV, Freeman MAR (1979) Die wissenschaftlichen Grundlagen des Gelenkersatzes. Springer, Berlin Heidelberg New York
6. Willert HG, Semlitsch M (1973) Die Reaktion der periartikulären Weichteile auf Verschleißprodukte von Endoprothesenwerkstoffen. In: Der totale Hüftgelenkersatz. Thieme, Stuttgart
7. Wolter D, Burri C, Helbing G, Mohr W, Rüter A (1978) Die Reaktion des Körpers auf implantierte Kohlenstoffmikropartikel. Arch Orthop Traumatol Surg 91:19–29

Tierexperimentelle Untersuchung zur Reaktion von Bindegewebe auf Kohlenstoffaserbandprothesen am Schafsknie

R. Neugebauer

Kohlenstoffasern werden seit einigen Jahren als Bandersatzmaterial oder zur Verstärkung von autologen Bandplastiken verwendet [1, 5]. Diese Fasern eignen sich hierzu besonders, da sie eine hohe Zugfestigkeit und gute Gewebsverträglichkeit besitzen [2, 4, 6, 7, 9].

In experimentellen Untersuchungen am Schafsknie wurde die Reaktion des Gewebes auf Kohlenstoffaserbandprothesen in Kurz- und Langzeitversuchen getestet. Diese Versuche sollten folgende Fragen beantworten:

1. Wächst Bindegewebe in die Kohlenstoffaserbandprothese unter physiologischen Bedingungen ein?
2. Gilt dies auch für den intraarticulär verlaufenden Anteil der Kohlenstoffaserbandprothese?
3. Können primäre Bandrekonstruktionen durch ein Kohlenstoffaserband, verwendet als innere Schiene, während des Heilungsprozesses geschützt werden?
4. Besteht unter Dauerbeanspruchung eine weitere Differenzierung des Gewebes zu einem Neoligament?
5. Welche Verbindung entsteht an der Verankerung zwischen dem Knochen und der Bandprothese?

Material und Methoden

Als Bandprothese wurde ein Kohlenstoffaserschlauch verwendet, der aus 32 Strängen zu je 3 000 Filamenten mit einem Faserdurchmesser von 7 μm verwendet [3]. Für die Langzeitversuche waren die Bandprothesen zusätzlich mit einem schnell resorbierbaren Kollagen beschichtet [8].

Als Versuchstiere dienten 2–3 Jahre alte Schafe mit einem Gewicht von 50 bis 55 kg. Unter sterilen Bedingungen und in Allgemeinnarkose wurden am rechten Kniegelenk die zu prüfenden Bänder reseziert und durch eine Kohlenstoffaserbandprothese ersetzt. Das linke Knie diente als Kontrolle.

Zur Durchführung kamen vier verschiedene Versuchsgruppen.

Gruppe 1: An 20 Schafen wurde das mediale Seitenband ersetzt und verankert, einmal unter einer Schuppe (10 Schafe) und einmal in einem V-förmigen Kanal (10 Schafe) (Abb. 1).

Gruppe 2: Um die Reaktion des Gewebes auf die Kohlenstoffaserbandprothese intraarticulär studieren zu können, wurden in dieser Gruppe bei 6 Schafen beide Kreuzbänder

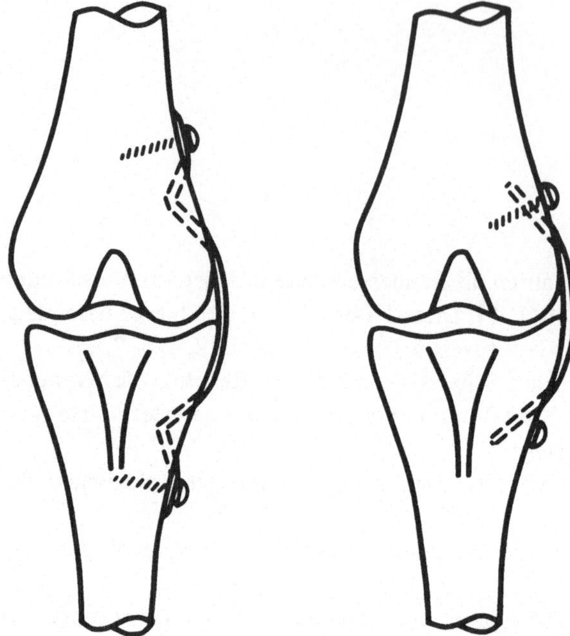

Abb. 1. Schema der Kohlenstoffaserbandprothesenverankerung beim medialen Bandersatz, Knochenschuppe rechts, V-förmiger Kanal links

komplett reseziert und das vordere durch eine C-Faserbandprothese in anatomischer Weise ersetzt, die Enden durch den lateralen Femurcondylus bzw. medialen Tibiakopf durchgezogen und nach Austritt mit Schraube und Unterlagscheibe fixiert (Abb. 2).

Gruppe 3: In dieser Gruppe sollte die Tauglichkeit der Kohlenstoffaserbänder als innere Schiene getestet werden. An weiteren 6 Schafen wurde dieselbe Operation wie in Gruppe 2 durchgeführt, außer daß das vordere Kreuzband in der Mitte durchtrennt und wieder mit resorbierbarem Nahtmaterial genäht wurde. Die innere Schienung erfolgte parallel zum vorderen Kreuzband (Abb. 3).

Gruppe 4: In einem Langzeitversuch über 12 Monate wurde an 15 Schafen das biologische Verhalten der Kohlenstoffasern als kombinierter Kreuz- und Seitenbandersatz untersucht. Durch einen medialen Zugang wurden das mediale Seitenband mit dorso-medialem Gelenkeck sowie das vordere Kreuzband komplett reseziert und durch eine Kohlenstoffaserbandprothese dem anatomischen Verlauf der natürlichen Bänder gemäß rekonstruiert. Die Fixation geschah am medialen Condylus durch Schraube und Unterlagscheibe unter einer Knochenschuppe, am lateralen Austrittspunkt gegen kortikalen Knochen (Abb. 4).

Postoperativ erfolgte keinerlei Immobilisation. Die Tiere liefen nach Wundheilung auf freier Weide.

Klinische Kontrollen und polychrome Sequenzmarkierung zur Darstellung der Knochenneubildung wurden regelmäßig durchgeführt. Die Tötung der Tiere erfolgte nach 3 und 12 Monaten, wobei beide Kniegelenke präpariert, biomechanische Tests durchgeführt und

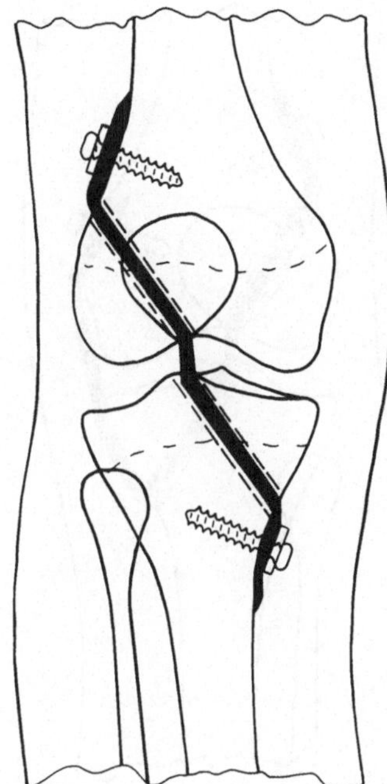

Abb. 2. Schematische Darstellung des vorderen Kreuzbandersatzes

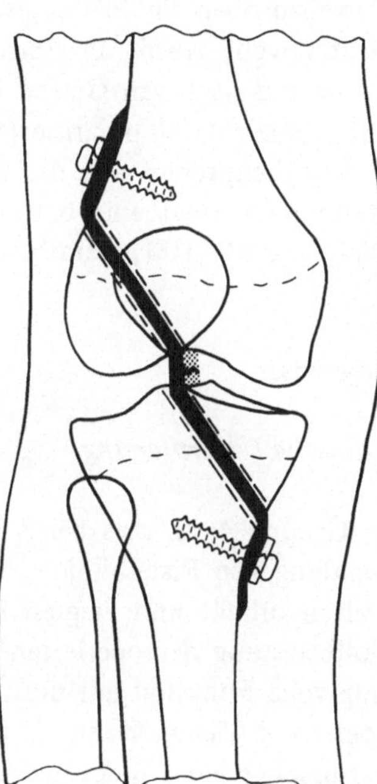

Abb. 3. Schematische Darstellung der vorderen Kreuzbandnaht und innere Schienung durch Kohlenstoff-
fasern

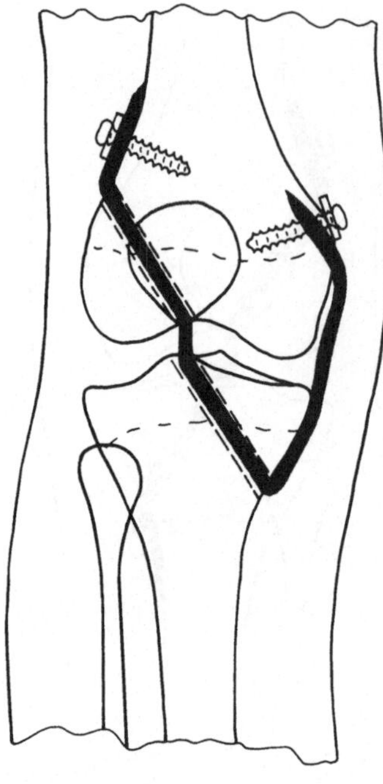

Abb. 4. Schematische Darstellung des medialen
Seitenband- und vorderen Kreuzbandersatzes durch
Kohlenstoffasern

Gewebeproben für histologische Untersuchungen gewonnen werden konnten. Das Bandersatzgewebe wurde in Formalin fixiert, in Paraffin eingebettet und mit Hämatoxilin-Eosin und nach van Gieson gefärbt. Die Beurteilung erfolgte unter dem Lichtmikroskop mit normalem und polarisiertem Licht sowie unter dem Rasterelektronenmikroskop.

Knochenproben aus der Zone der Bandverankerung wurden mit Fuchsin gefärbt in Methylmetacrylat eingebettet und zu histologischen Knochenschliffpräparaten mit einer Dicke von 60–100 μ verarbeitet.

Ergebnisse

Klinische Untersuchung

In Gruppe 4 kam es bei 2 Tieren zu einem postoperativen Kniegelenksinfekt mit Entwicklung von Fistelbildung, so daß die Tiere getötet werden mußten. Alle anderen Tiere heilten primär und zeigten schon kurz nach der Operation ein normales Gangbild mit Vollbelastung der operierten Extremität. Die regelmäßigen klinischen Kontrollen zeigten eine volle Funktion mit normaler Stabilität und keinen Unterschied im Gangbild zu nicht operierten Tieren. Nach Tötung der Tiere wurden beide Kniegelenke gewonnen und die entsprechenden Bänder präpariert. Dabei fanden sich die Kohlenstoffaserbandprothesen von einer dicken Bindegewebsschicht überzogen, die gerichtete Strukturen im Sinne der Zugbelastung zeigte. Zeichen einer Entzündung sowie toxische Reaktionen mit Granulombildungen wurden nicht gefunden. Die Gelenkflüssigkeit war normal, bei querer Durchtrennung der Bänder wurde auch schon makroskopisch Bindegewebe im Kohlenstoffband gefunden. Die Verankerung im Knochen war fest (Abb. 5).

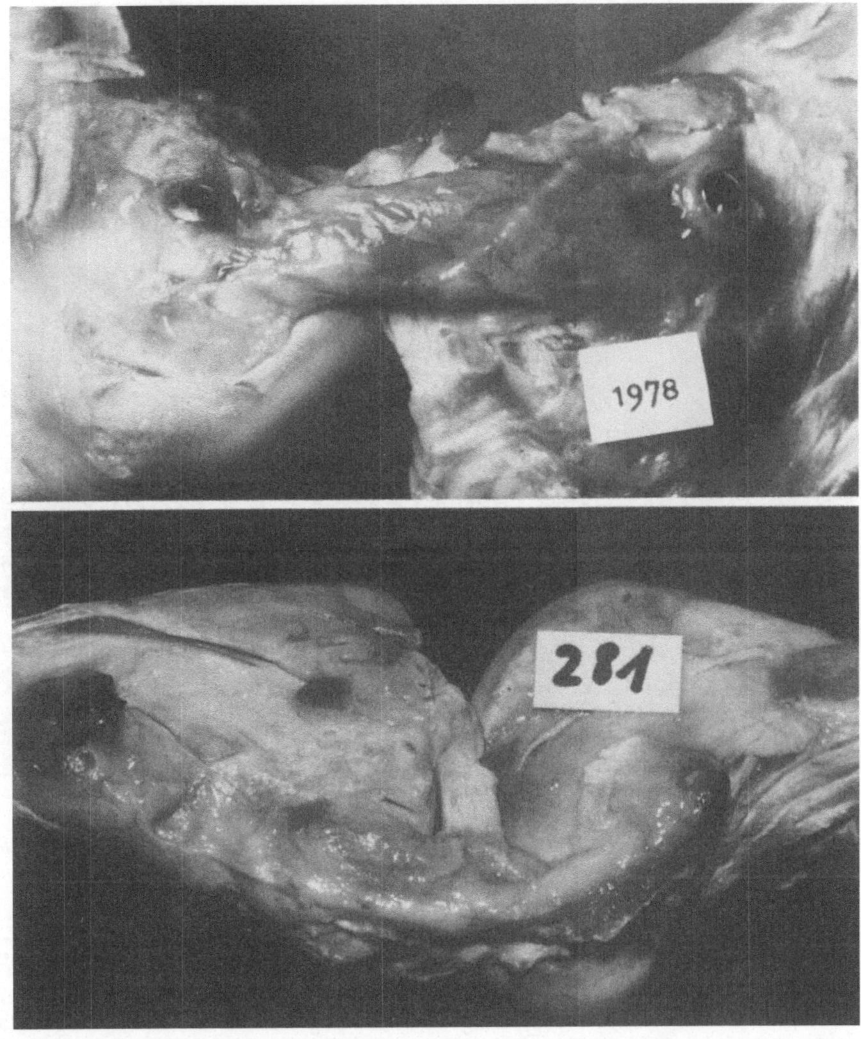

Abb. 5. Seitenbandersatz durch Kohlenstoffasern 3 Monate nach Implantation, Schuppenverankerung oben, V-förmige Kanalverankerung unten

In der Gruppe mit dem vorderen Kreuzbandersatz waren die Kohlenstoffasern mit einem opalescierenden Granulationsgewebe bedeckt, das ebenfalls gerichtete Strukturen aufwies. Es sah aus wie ein normales Band, das mit einer synovialen Gewebsschicht überzogen war.

Bei den Kniegelenken mit dem Kohlenstoffaserband als innere Schiene konnten identische Verhältnisse gefunden werden. Das genähte vordere Kreuzband war nicht mehr zu sehen. Der Kohlenstoffaserschlauch selbst war ebenfalls mit einer dicken Bindegewebsschicht überzogen (Abb. 6).

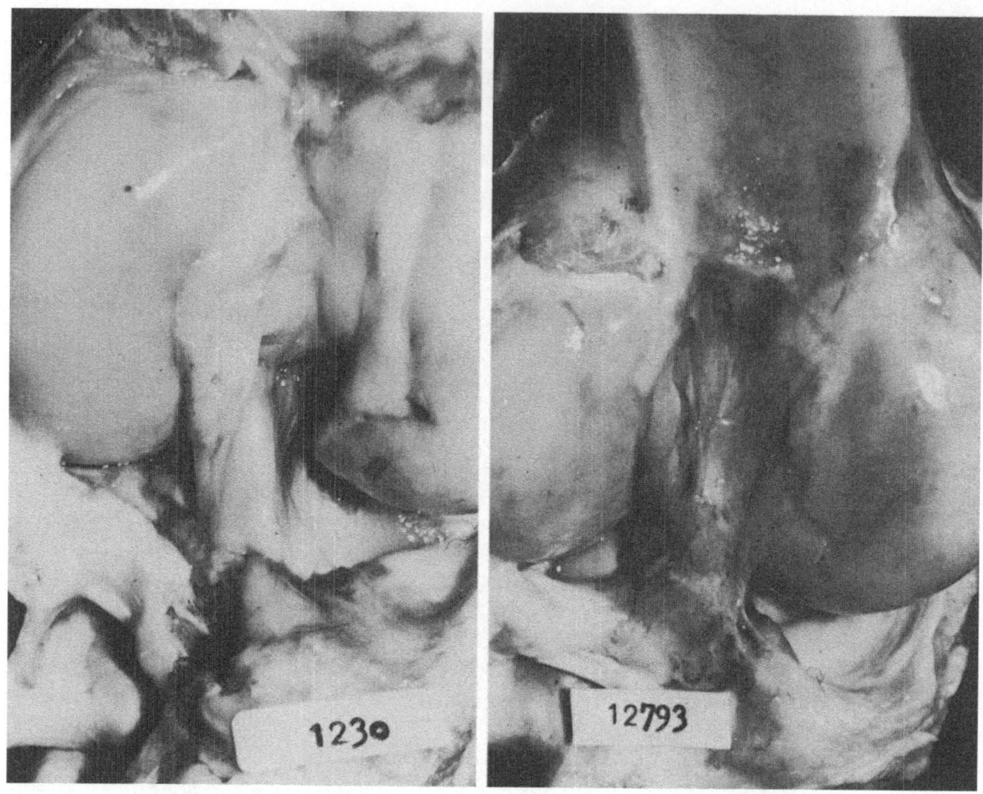

Abb. 6. Kniegelenk mit Ersatz des vorderen Kreuzbandes (*links*) und bei Verwendung als innere Schiene bei Kreuzbandnaht (*rechts*)

In der Langzeitgruppe fanden sich ähnliche Verhältnisse. Bei 4 Schafen jedoch war das vordere Kreuzband teilrupturiert bzw. durch Osteophytenbildung oder am proximalen Ansatzpunkt intercondylär beschädigt. Der Rest gewährte die notwendige Stabilität, die Bänder selbst waren bindegewebsbedeckt. Diese Gelenke zeigten eine mäßige Arthrose, in der Synovialmembran fanden sich eingesprengte Kohlenstoffpartikel ohne wesentliche Reaktion. Die Synovia war normal.

Histologische Ergebnisse

Die histologische Untersuchung der Hämatoxilin-Eosin gefärbten Schnitte zeigte bei allen extra- sowie intraarticulären Anwendungen der Kohlenstoffaserbandprothese ein komplettes Einwachsen von vascularisiertem Bindegewebe.

In den Querschnitten durch die Implantate stellten sich in Bündeln angeordnete Kohlenstoffilamente dar, die von neugebildetem Bindegewebe umgeben waren (Abb. 7).

Bei stärkerer Vergrößerung stellte sich die Kohlenstoffaser als einheitlich breite Faserstruktur dar. Zwischen den einzelnen Filamenten war zellreiches vascularisiertes Granula-

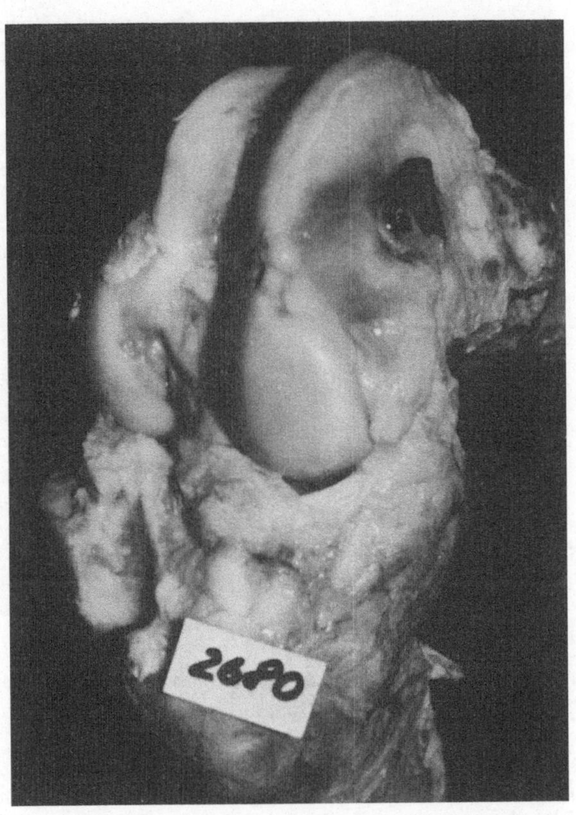

Abb. 7. Kniegelenk 12 Monate nach Implantation eines Kohlenstoff-faserbandes als medialer Seiten- und vorderer Kreuzbandersatz

tionsgewebe vorhanden, in dem zarte kollagene Fasern in Richtung des Verlaufs der Kohlenstoffäden angeordnet waren (Abb. 8).

Das Ausmaß der Faserbildung war abhängig von der Menge der Kohlenstoffasern. In dichten Bereichen waren nur wenig kollagene Fasern vorhanden, lagen jedoch die Kohlenstoffasern weit auseinander, so war zwischen ihnen eine größere Menge neugebildeten Kollagens vorhanden (Abb. 9). Die Bindegewebszellen in dem neugebildeten fibrösen Gewebe stellten sich meist als Fibroblasten mit runden Zellkernen dar. Gehäuft wurden an der Grenze zu den einzelnen Kohlenstoffasern aber auch mehrkernige Riesenzellen beobachtet. Nicht immer war es zu einer kompletten bindegewebigen Organisation zwischen den Kohlenstoffasern gekommen, da in einzelnen zentralen Bereichen auch noch geringe Mengen von Fibrin zwischen dem Kohlenstoff vorhanden war. An Kreuzungsstellen der geflochtenen Kohlenstoffaserbandprothesen ließen sich auch ganz vereinzelt Bindegewebsnekrosen nachweisen. Eine celluläre Reaktion auf diese Nekrosen wurde nicht gesehen. In der Peripherie der Kohlenstoffbänder hatte sich ein breiter Mantel aus faserreichem kollagenen Bindegewebe gebildet. Auch hier war die kollagene Faser wiederum in Richtung der Kohlenstoffasern nach Art eines Neoligaments gerichtet. Ein auffallender Unterschied zwischen den Präparaten von 3 und 12 Monaten fand sich nicht.

Die rasterelektronenmikroskopischen Untersuchungen bestätigen die lichtmikroskopischen Befunde. Auch hier fand sich neugebildetes Bindegewebe zwischen den einzelnen

34

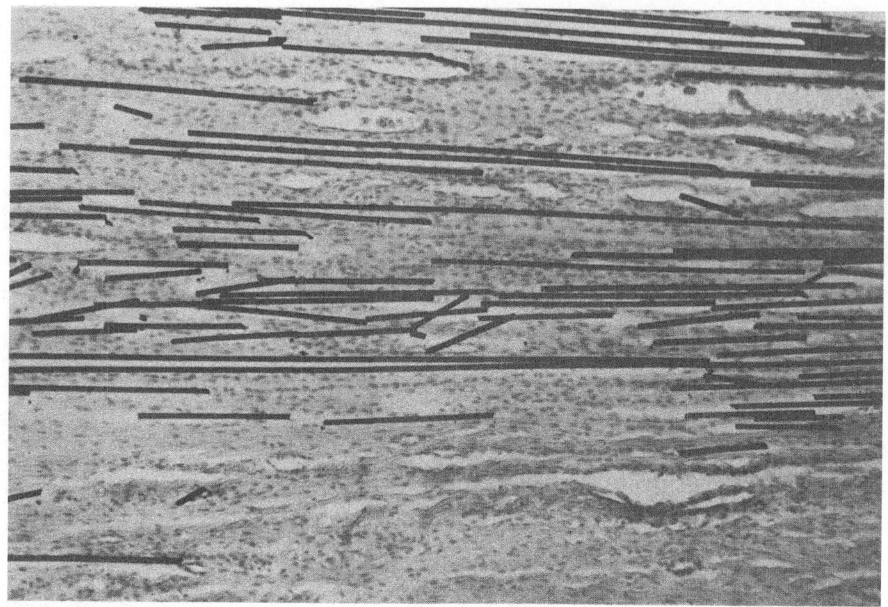

Abb. 8. Vascularisiertes zellreiches Granulationsgewebe mit Fibroblasten und Gewebe zwischen den Kohlenstoffasern (HE 80 x)

Kohlenstoffilamenten, was zu einer erheblichen Volumenzunahme führte. Die kollagenen Fibrillen umspannten die einzelnen Kohlenstoffilamente und führten so zu einem dichten Netzwerk, gleich eines natürlichen Bandes (Abb. 10).

Die fluorochromierten Knochenschliffpräparate zeigten die Masse des Kohlenstoffbandes in den Knochenkanälen im Bindegewebe eingebettet. In den Randgebieten wo Knochenneubildung vorlag, fand sich nach 3 Monaten die Kohlenstoffaserbandprothese fest in die Knochematrix randständig eingewachsen. Nach 12 Monaten hatte die Knochenneubildung erheblich zugenommen und einen wesentlich größeren Anteil der Bandprothese fest umwachsen. Auch hier waren die einzelnen Filamente aufgefächert und in Knochenneubildung verankert (Abb. 11).

Diskussion

Zugfestigkeit, Flexibilität und Biokompatibilität machen Kohlenstoffasern für den alloplastischen Bandersatz am menschlichen Körper geeignet. Bindegewebe umhüllt nicht nur die Bandprothese, sondern durchflechtet sie, drängt die einzelnen Kohlenstoffasern auseinander und bietet so als viscoelastisches Element Schutz vor Scherkräften. Die kollagenen Strukturen richten sich gemäß der Zugbelastung parallel zu den Kohlenstoffilamenten aus. Die Bindegewebsproliferation scheint durch die Kohlenstoffasern induziert zu werden. Die Kombination zwischen den Kohlenstoffasern und dem neu entwickelten Bindegewebe ergibt einen Verbund, der als Bandersatz dient und den natürlichen Bändern in seiner Funktion gleichzusetzen ist.

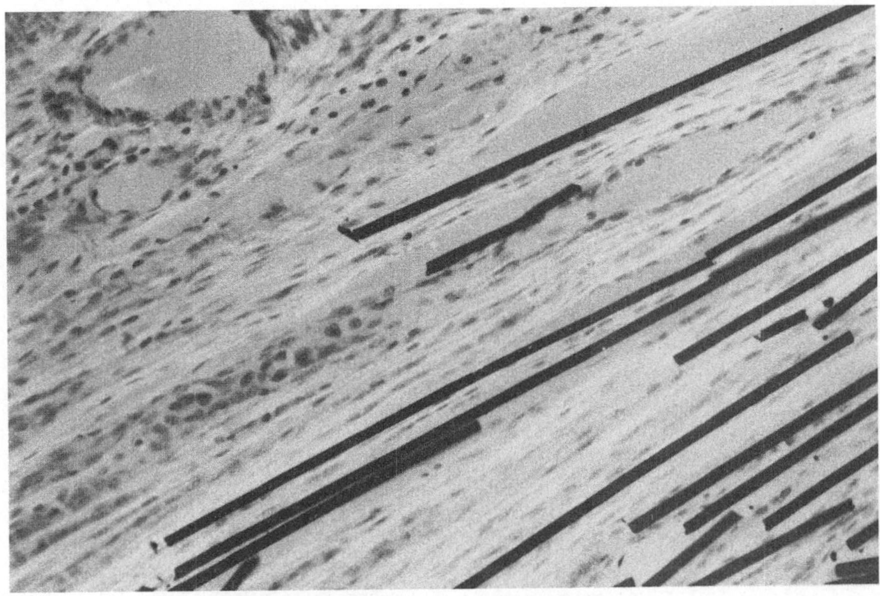

Abb. 9. Der Zugrichtung entsprechend gerichtete kollagene Fasern (*helle Streifen*) im Kohlenstoffaserimplantat (polarisiertes Licht 80 x)

In diesen Versuchen konnte gezeigt werden, daß das Bindegewebseinwachsen nicht nur extraarticulär erfolgt, wo die Bandprothese im direkten Kontakt zum Bindegewebe steht, sondern auch intraarticulär. Der intraarticuläre Anteil des neugeformten Komposits ist von einer dünnen Synovialmembran überzogen. Die Bandprothese hat durch das Einwachsen von Bindegewebe an Volumen erheblich zugenommen. Werden die Kohlenstoffasern als innere Schiene zum Schutz einer Bandnaht des vorderen Kreuzbandes benutzt, so finden sich dieselben Verhältnisse wie bei den Tieren, an denen das Kreuzband reseziert wurde. Das Kohlenstoffaserband verhindert durch „stress protection" die ligamentäre Heilung, das genähte Band atrophiert. Eine innere Schienung zur Verkürzung der Immobilisationsdauer durch Kohlenstoffasern kann nicht empfohlen werden.

Für den alloplastischen Bandersatz ist eine dauerhaft haltbare Verankerung im Knochen notwendig, soll das Ligament seine Funktion erfüllen. Die Verankerung ist durch verschiedene Methoden möglich, jedenfalls muß die Bandprothese im spongiösen Knochen verankert werden, um einen dauerhaften Bandansatz zu gewähren. Die Knochenschuppe zeigt sich nach biomechanischen Testungen zwar haltbar genug, ist jedoch technisch schwierig durchzuführen um das alloplastische Material in der richtigen Vorspannung einzubringen. Klinisch haben sich die Durchzugsmethoden durch Kanäle im spongiösen Knochen bewährt. Hierdurch wird die Bandprothese durch Einwachsen von Bindegewebe schon nach kurzer Zeit langstreckig sicher verankert. Die massive Knochenneubildung nach 1 Jahr zeigt eine gute Verankerung der Bandprothese in diesen Kanälen.

Fremdkörperriesenzellen waren immer vorhanden, schienen jedoch nach 1 Jahr Versuchsdauer erheblich reduziert zu sein. Kommt es zur Fragmentation einzelner Kohlen-

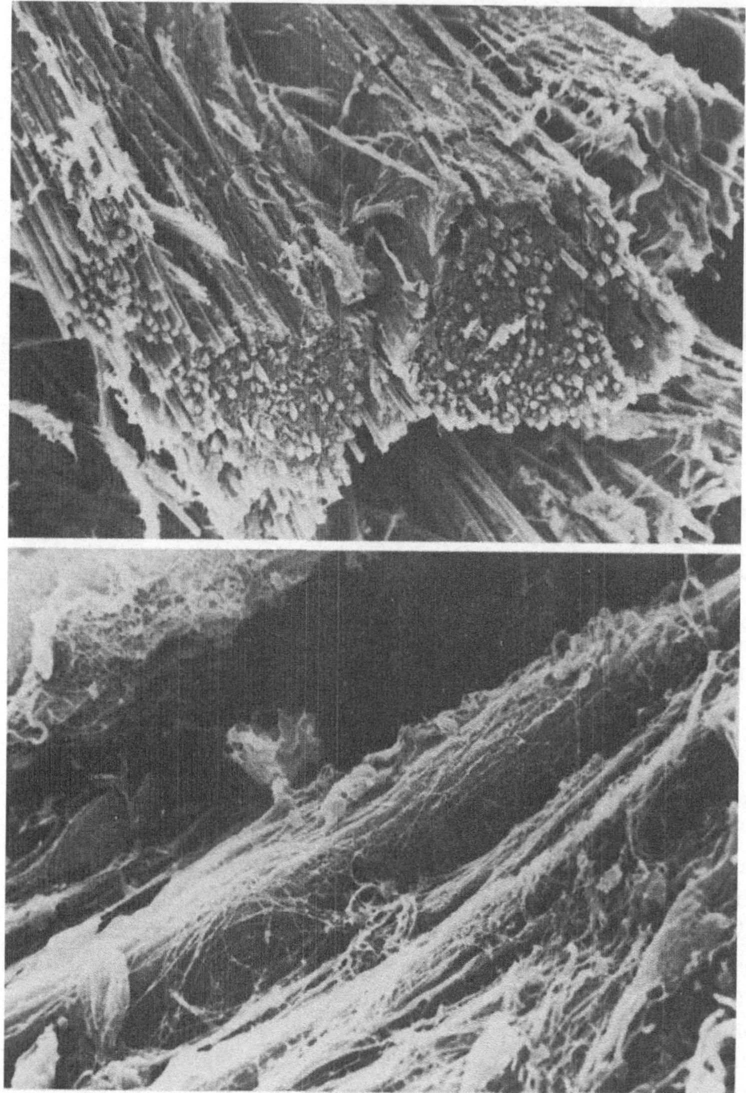

Abb. 10. Bündelartige Anordnung der Kohlenstoffasern mit Durchflechtung von körpereigenem Bindegewebe im rasterelektronenmikroskopischen Querschnitt (*oben*). Netzartige Bindegewebsfibrillen mit Einhüllung der Kohlenstoffasern (*unten*)

stoffasern, so werden die Bruchstücke in der Synovialmembran abgelagert. Toxische Reaktionen oder Gewebsneubildungen wurden nicht beobachtet.

Bei der Operationstechnik ist unbedingt darauf zu achten, daß die Eintrittslöcher in die Knochenkanäle abgerundete Ränder aufweisen, da hier Scherkräfte auftreten, die die Bandprothesen abbrechen können. Ein ähnlicher Effekt ist durch Osteophyten zu erwarten, die in der Intercondylärregion auftreten und dort ebenfalls Scherspannungen auf das Kohlenstoffaserband bringen, die zum Bruch führen. Die Osteophyten sind deshalb vor der

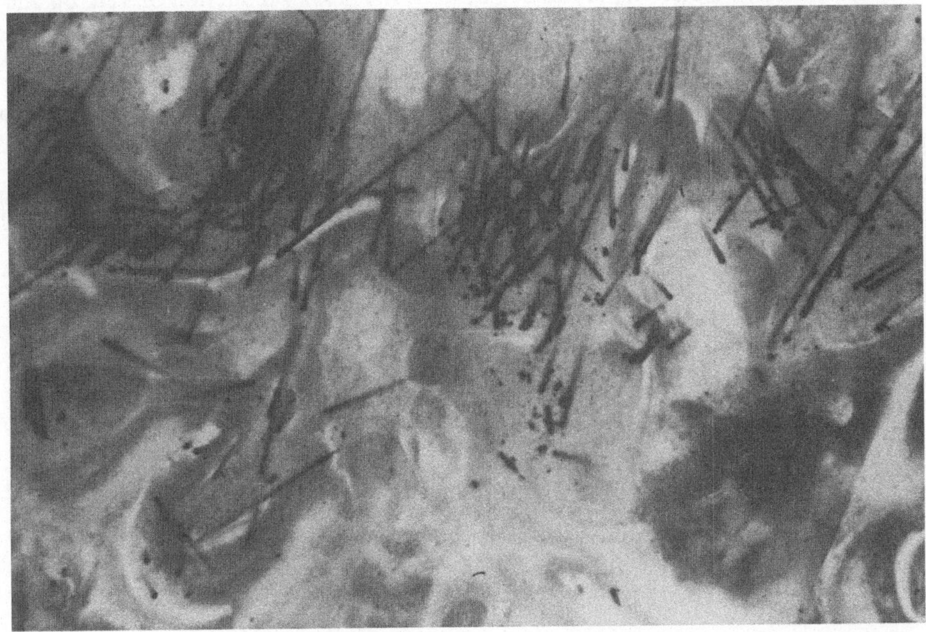

Abb. 11. Einschluß von Kohlenstoffasern in Knochenneubildung im spongiösen Knochen (Fuchsin gefärbtes Knochenschliffpräparat 60 μ Fluorescenzmikroskop 60 x)

Implantation der Bandprothese zu entfernen. Unter allen Umständen ist bei der Operationstechnik darauf zu achten, daß insbesondere in der Frühphase nach Implantation keine Scherkräfte auf die eingebrachte Kohlenstoffaserbandprothese wirken, die zum Bruch führen können. Durch geeignete Operationstechniken wird dies verhindert werden. Das Einwachsen von Bindegewebe in die Prothese trägt zu einer erheblichen Stabilisierung des Bandes bei. Es entsteht ein Bindegewebskohlenstoffkomposit, das tragfähig scheint. Sollten einzelne Fasern brechen, so kann angenommen werden, daß nach reizlosem Einheilen die Funktion der gebrochenen Fasern von ortsständigem Bindegewebe übernommen wird.

Literatur

1. Alexander H, Parsons JR, Strauchler ID, Corcoran SF, Gona O, Mayott CW, Weiss AB (1981) Canine Patellar Tendon Replacement With a Polylactic Acid Polymer-Filamentous Carbon Tissue. Scaffold Orthop Review 10:41
2. Burri C (1980) Grundlagen des Kniebandersatzes durch Kohlenstoff. Unfallheilkunde 83:208
3. Claes L, Burri C, Neugebauer R, Wolter D, Rose P (1980) The Elasticity of Various Carbon-Fibre Ligament Prosthesis. J Biomech 13 (9):810
4. Helbing G, Burri C, Mohr W, Neugebauer R, Wolter D (1980) The reaction of tissue to carbon particles. In: Winter GD, Leray JL, de Groot K (eds) Evaluation of Biomaterials. Wiley, New York, p 373
5. Jenkins DHR (1978) The Repair of Cruiciate Ligaments with Flexible Carbon Fibre. J Bone Joint Surg 60B:520

6. Jenkins DHR, Forster IW, McKibbin B, Ralis ZA (1977) Induction of Tendon and Ligament Formation by Carbon Implants. J Bone Joint Surg 59B:53
7. Neugebauer R, Helbing G, Wolter D, Mohr W, Gistinger G (1981) The body reaction to carbon fibre particles implanted into the medullary space of rabbits. Biomaterials 2:182
8. Neugebauer R, Burri C, Claes L, Kreuzer U (1982) Biocompatibility and biomechanics of carbon-fibre-stands coated with a quick resorbable collagen. Transaction of 8th Annual Meeting of the Society of Biomaterials, Orlando, p 41
9. Wolter D, Burri C, Fitzer E, Helbing G, Müller A, Rüter A (1978) Der alloplastische Ersatz des medialen Knieseitenbandes durch beschichtete Kohlenstoffasern. Unfallheilkunde 81:390

Die biomechanischen Eigenschaften des Bandersatzes mit Kohlenstoffasern

L. Claes

1. Einleitung

Die mechanischen Eigenschaften der Bandprothese in vitro geben allein noch keinen Aufschluß über die biomechanische Funktion des Bandersatzes in vivo. Gerade bei den Kohlenstoffaserbandprothesen, die einen innigen Verbund mit dem körpereigenen Bindegewebe eingehen [1, 5], ändert sich z.B. die Dehnungsfähigkeit gravierend [2, 3, 4]. Wichtig ist auch die Art der Prothesenverankerung an den Condylen, die die biomechanischen Eigenschaften des gesamten Bandersatzes wesentlich beeinflußt [2, 3, 4, 6]. Da Untersuchungen über die Langzeitfunktion des Bandersatzes nur unter in vivo Bedingungen realistische Ergebnisse erbringen können, wurden mehrere Tierexperimente durchgeführt.

2. Material und Methoden

Experimentelle Untersuchungen zur Biomechanik des Bandersatzes mit der Kohlenstoffaserbandprothese wurden an 38 männlichen Schafen durchgeführt. In einem ersten Versuchsabschnitt erfolgte der Ersatz des medialen Seitenbandes an den rechten Kniegelenken von 30 Schafen über eine Versuchszeit von 3 Monaten [2, 6]. Als Bandprothesen wurden 8 mm breite unbeschichtete Kohlenstoffaserbänder benutzt. Bei je 10 Tieren wurden 3 verschiedene Bandverankerungen durchgeführt:

Gruppe 1: Durchziehen der Kohlenstoffaserbandprothese von der medialen Seite durch Bohrkanäle auf die laterale Seite und Fixierung mit Schraube und Unterlegscheibe [6] (Abb. 2).

Gruppe 2: Durchziehen der Kohlenstoffaserbandprothese auf der medialen Seite durch einen V-förmigen Bohrkanal und Fixierung mit Schraube und Unterlegscheibe [5] (Abb. 2).

Gruppe 3: Verankerung der Kohlenstoffaserbandprothese unter einer Knochenschuppe an den medialen Bandinsertionsstellen [5] (Abb. 2).

Im zweiten Versuchsabschnitt erfolgte bei 8 Schafen (Gruppe 4) der Ersatz des medialen Seitenbandes und des vorderen Kreuzbandes über eine Versuchszeit von 12 Monaten [4]. Die Kohlenstoffaserbandprothese, medial am Femur unter einer Knochenschuppe verankert, verlief zur distal-medialen Insertionsstelle und durch einen Bohrkanal zum Ansatz des vorderen Kreuzbandes am Tibiaplateau und von dort durch einen Bohrkanal, der von der femoralen Bandinsertion des vorderen Kreuzbandes zur lateralen Seite führte. Die Fixation erfolgte lateral durch eine Schraube und Unterlegscheibe. Als Bandersatzmaterial wurde ein breites kollagenbeschichtetes Kohlenstoffaserband benutzt [2].

Bei allen Operationen wurden die zu ersetzenden Bänder vollständig reseziert. Die Kniegelenksbänder der linken nicht operierten Seite dienten als Kontrolle. Eine postoperative Immobilisation erfolgte nicht.

Nach der Explantation der Schafskniegelenke wurden Kapsel und Bänder mit Ausnahme der operierten Strukturen durchtrennt. Die Kniegelenke wurden für einen Zugversuch in eine Materialprüfmaschine eingespannt (Abb. 1). Bei der Versuchsgruppe 4 ermöglichte eine Osteotomie von der medialen Condylenseite zur Fossa intercondylaris die separate Testung des vorderen Kreuzbandes und des medialen Seitenbandes. Während des Zugversuches erfolgte die Aufzeichnung der Kraft-Dehnungsdiagramme (Abb. 2). Die Zugkraft wurde mit einer Dehnungsgeschwindigkeit von 1 cm/min so lange erhöht, bis die Bandprothesen aus ihrer Verankerung oder die Bänder rissen. In der gleichen Weise wurden die normalen medialen Seitenbänder und vorderen Kreuzbänder der Kontrollseite gemessen.

3. Ergebnisse

Bei den Zugversuchen an den medialen Seitenbändern kam es immer zu einem Herausreißen der Bandprothesen aus ihrer knöchernen Verankerung und niemals zu einem Versagen der Prothese. Die Ergebnisse des Zugversuches für die Versuchsgruppen 1 bis 3 sind in Abb. 2 als Mittelwertskurven im Vergleich zum normalen medialen Seitenband dargestellt.

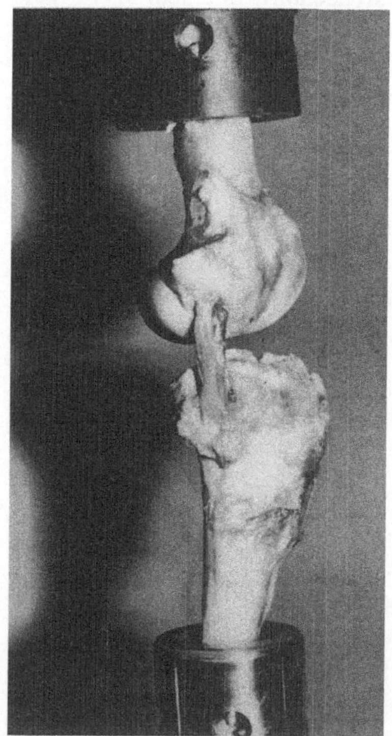

Abb. 1. Zugversuch am medialen Seitenbandersatz des Schafsknies

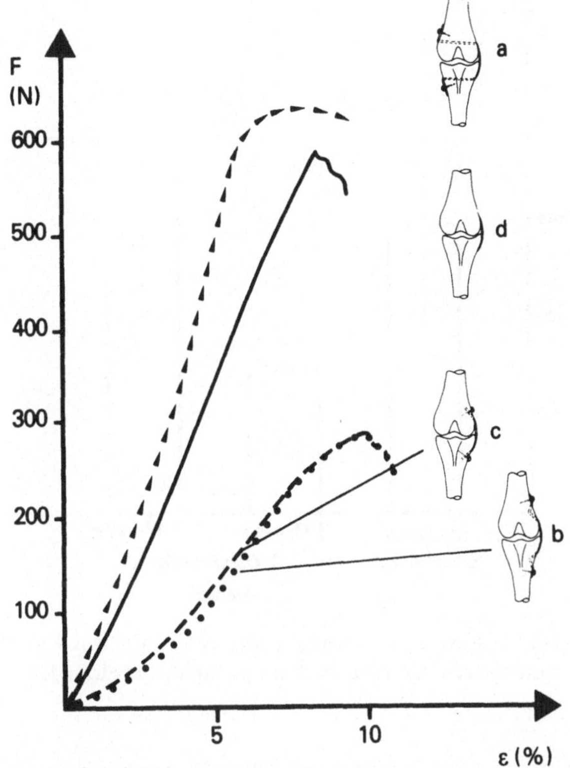

Abb. 2. Kraft-Dehnungsdiagramme der Zugversuche am medialen Bandersatz (3 Monate) und am natürlichen medialen Seitenband des Schafknies. (*a*) Intracondyläre Verankerung (Gruppe 1); (*b*) V-Kanalverankerung medial (Gruppe 2); (*c*) Schuppenverankerung medial (Gruppe 3); (*d*) natürliches mediales Seitenband

Die Reißfestigkeit des medialen Bandersatzes nach 3 Monaten, die durch das Maximum der Kurven definiert ist, war für die laterale Verankerung (Gruppe 1) mit 625 ± 278 N am höchsten. Sie lag damit im Mittelwert sogar höher als die Reißfestigkeit der normalen medialen Seitenbänder, die im Mittel 590 ± 204 N betrug. Die beiden Verankerungstechniken auf der medialen Seite erreichten 291 ± 57 N (Schuppenverankerung) und 291 ± 142 N (V-Kanalverankerung).

Die Dehnbarkeit und Elastizität des Bandersatzes lag wesentlich höher als bei den Bandprothesen in vitro und erreichten annähernd physiologische Werte (Abb. 2). Ein Vergleich der Reißfestigkeit des medialen Bandersatzes nach 3 Monaten (Gruppe 3) und 12 Monaten (Gruppe 4) zeigt den Einfluß der Implantationszeit auf die Verankerungsfestigkeit (Abb. 3). Die Verankerungskräfte wuchsen von 291 ± 57 N nach 3 Monaten auf 650 ± 239 N nach 12 Monaten und erreichten für die Schuppenverankerung Festigkeiten, die mit normalen medialen Bänder vergleichbar sind.

Die Ergebnisse der Zugversuche an den vorderen Kreuzbändern sind in Abb. 4 dargestellt. Im Mittel erreichten die mit Kohlenstoffaserbandprothesen ersetzten Bänder mit 332 ± 158 N etwa die Hälfte der Reißfestigkeit (568 ± 176 N) der normalen vorderen

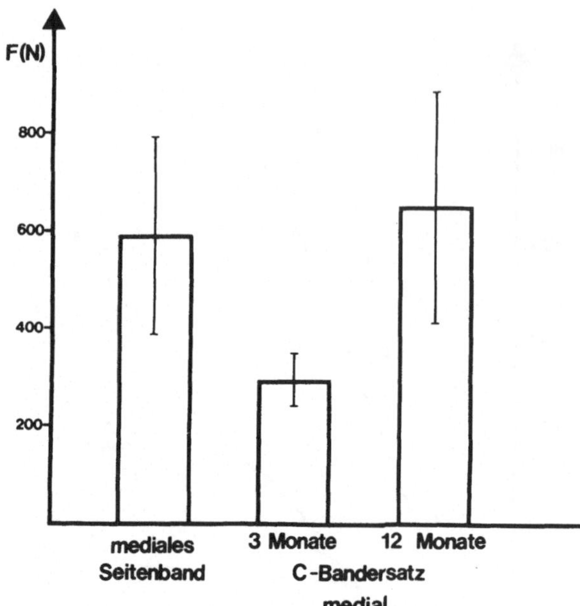

Abb. 3. Einfluß der Implantationszeit auf die Verankerungsfestigkeit des medialen Seiten-
bandersatzes mit einer Verankerung unter einer Knochenschuppe

Kreuzbänder. Die Meßwertschwankungen waren für diese Versuchsgruppen relativ hoch,
da es bei 4 der 8 biomechanisch getesteten Kniegelenke zu partiellen Schädigungen des
vorderen Kreuzbandersatzes gekommen war. Der niedrigste Meßwert betrug 180 N und
der höchste 698 N. Das Dehnungsverhalten des Bandersatzes am vorderen Kreuzband
war den natürlichen Bändern sehr ähnlich (Abb. 4).

4. Diskussion und Zusammenfassung

Die Elastizität und Dehnbarkeit des Bandersatzes mit Kohlenstoffaserbandprothesen er-
reichte im Tierexperiment bereits nach 3 Monaten annähernd physiologische Werte. Die
Ursache liegt im Einwachsen von Bindegewebe zwischen die Kohlenstoffasern des freien
Bandanteiles und in der elastischen Fixierung des Kohlenstoffaserbandes in der intraossären Verankerung. Das zwischen die geflochtenen Kohlenstoffasern eingewachsene
Bindegewebe bildet ein viscoelastisches Element. Unter Zugbelastung des geflochtenen
Kohlenstoffaserbandersatzes wird das Bindegewebe zusammengedrückt wie es modellhaft
in Abb. 5a dargestellt ist. Während der Entlastung des Bandersatzes drückt das Bindegewebe die Fasern wie eine Feder wieder in die ursprüngliche Lage zurück (Abb. 5b). Dadurch
erreicht der Verbund aus Kohlenstoffasern und Bindegewebe ein ähnliches viscoelastisches
Verhalten wie ein natürliches Band.

Die Verankerungsfestigkeit der Prothesen in den Condylen ist primär von der Veranke-
rungstechnik abhängig und steigt mit zunehmender Implantationszeit an. Wird die Bandprothese vor der Fixierung am Knochen durch längere Bohrkanäle gezogen (Gruppe 1),

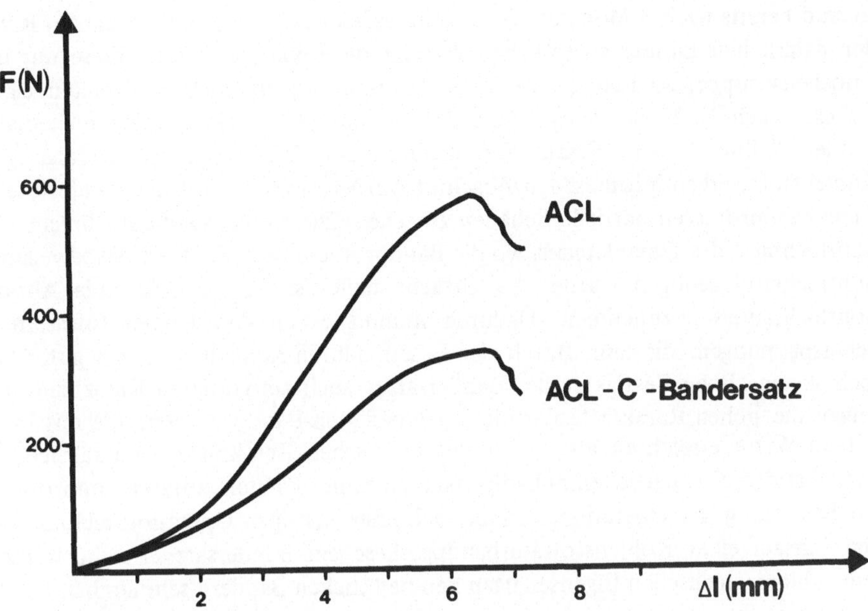

Abb. 4. Kraft-Dehnungsdiagramme der Zugversuche am vorderen Kreuzbandersatz (12 Monate) und am natürlichen vorderen Kreuzband des Schafknies

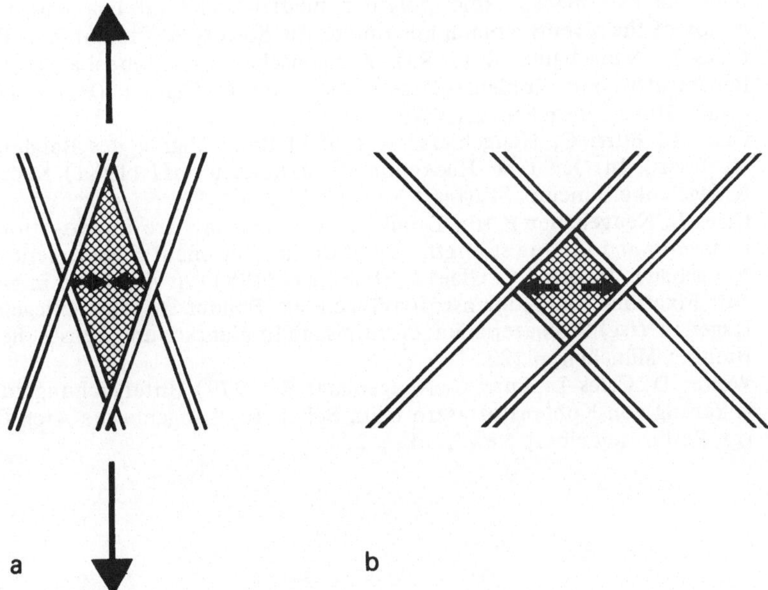

Abb. 5. Modell zur Darstellung des visco-elastischen Verhaltens des Bandersatzes aus Kohlenstoffasern

44

so sind bereits nach 3 Monaten Verankerungsfestigkeiten erreichbar, die der Reißfestigkeit der natürlichen Bänder entsprechen. Erfolgt die Fixierung der Prothese nur unter einer Knochenschuppe, so beträgt die Verankerungsfestigkeit nach 3 Monaten ca. 50% und erreicht nach 12 Monaten ca. 100% der Reißfestigkeit der natürlichen medialen Seitenbänder. Während beim Ersatz der medialen Seitenbänder keine Schädigungen an den Kohlenstoffaserbandprothesen beobachtet wurden, waren bei 4 der 8 getesteten vorderen Kreuzbandprothesen partielle Schäden zu sehen. Die Kohlenstoffasern brachen immer am Bohrlochrand des Tibiaplateaus, wo die Bandprothese bei jeder Flexionsbewegung über den Bohrlochrand gebogen wurde. Als Ursache dafür ist eine ungenügende Abrundung des Bohrlochrandes anzunehmen. Dadurch kommt es an den Kohlenstoffasern zu hohen Scherspannungen, die zum Bruch der Fasern führen können. Daß bei guter Operationstechnik eine hohe Festigkeit des Bandersatzes auch am vorderen Kreuzband möglich ist, zeigen die hohen Reißkräfte der nicht geschädigten Bandprothesen, die mit bis zu 698 N höhere Werte erreichten als die durchschnittlichen Reißkräfte des natürlichen vorderen Kreuzbandes. Die partiellen Schädigungen einzelner Kohlenstoffaserbandprothesen zeigen die Bedeutung der Operationstechnik; bei einer richtigen Operationstechnik kann durch den Einsatz einer Kohlenstoffaserbandprothese ein Bandersatz erreicht werden, der in seinen biomechanischen Eigenschaften den natürlichen Bändern sehr ähnlich ist.

Literatur

1. Alexander H, Aragona J, Parsons J, Weiss A, Strauchler J, Mayott C (1981) A filamentous carbonabsorbable polymer medial collateral ligament replacement. Transaction of the seventh annual meeting of the Society of Biomaterials IV, 129
2. Claes L, Neugebauer R (1983) Mechanische und biomechanische Eigenschaften des Bandersatzes mit Kohlenstoffasern. In: Burri C, Claes L (Hrsg) Alloplastischer Bandersatz. Huber, Bern Stuttgart Wien, p 55—59
3. Claes L, Burri C, Neugebauer R (1981) Biomechanik des Bandersatzes mit Kohlenstoffasern. In: Jäger M, Hackenbroch MH, Refior HJ (1981) Kapselbandläsionen der Kniegelenke. Thieme, Stuttgart New York, p 56
4. Claes L, Neugebauer R (im Druck) In vivo and in vitro investigations of the long term behaviour and fatique strength of carbon fibre ligament replacement. Clin Orthop
5. Neugebauer R, Burri C, Claes L, Helbing G (1981) In vitro- und in vivo-Untersuchungen zur Fixation von Kohlenstoffsträngen als Bandersatz am Kniegelenk. In: Unger F, Hager J (Hrsg) Biomaterialien, chirurgische Implantate und künstliche Organe. Erdmann-Brenger, München, p 222
6. Wolter D, Claes L, Burri C, Neugebauer R (1979) Untersuchung zur intraossären Verankerung von Kohlenstoffasern beim Schaf. In: Langenbecks Arch Chir (Suppl). Springer, Berlin Heidelberg New York, p 221

Kohlenstoff und polymere Kunststoffe, eine vergleichende Untersuchung über Materialien für den alloplastischen Bandersatz

L. Claes

Erste Versuche, alloplastisches Material zur Behandlung von chronischen Bandinstabilitäten zu benutzen, sind aus dem Jahre 1906 und 1907 [10, 14] bekannt, als Seide zur Verstärkung des Bandapparates verwendet wurde. Polymere Kunststoffe in Form von Gefäßprothesen aus Teflon [9] wurden ab 1959 und aus Polyestergewebe ab 1962 erprobt [6, 11, 12]. Sie konnten sich jedoch nicht durchsetzen, da sie den höheren mechanischen Ansprüchen an ein Implantat für den Bandersatz nicht gerecht wurden.

In den vergangenen Jahren hat sich die Palette der polymeren Kunststoffe für Implantate erweitert. Neben dem Polyester befinden sich Polypropylen [14], Polytetrafluoräthylen [1] und Polyamid [3] in der Erprobung und Anwendung als Bandersatzmaterialien.

Resorbierbare Polymere, wie sie für die Verwendung als Nahtmaterial entwickelt wurden [8, 17], sind zur Zeit in der Erprobung. Aufgrund ihrer schnellen Resorbierbarkeit und ihres raschen Festigkeitsabfalles unter in vivo Bedingungen kommen sie kaum als Bandprothese, aber möglicherweise als kurzzeitige Verstärkung von Bindegewebsstrukturen in Frage.

Das Ziel dieser Untersuchung war es, in einem standardisierten Tiermodell die Gewebeverträglichkeit und biomechanische Effektivität polymerer Implantate im Vergleich zu einer Bandprothese aus Kohlenstoffasern [4, 5] zu untersuchen.

Material und Methoden

Für den Ersatz des medialen Seitenbandes am Schafskniegelenk wurden 4 verschiedene Implantatmaterialien (Abb. 1) getestet:
1. Teflonband, expandiertes Polytetrafluoräthylen (Teflon, PTFE) in Form eines porösen Bandes mit 6,5 mm Durchmesser, Porengröße 60 μm, 70 Volumenprozente Luft [1].
2. Polyesterband aus Polyäthylenterephthalat, gewoben aus 60 Fäden mit insgesamt 12 000 Fasern, Faserdurchmesser etwa 23 μm [6].
3. Aramidband aus aromatischem Polyamid, geflochten aus 45 Strängen mit insgesamt 17 100 Fasern, Faserdurchmesser etwa 20 μm [3].
4. Kohlenstoffaserband aus hochfesten Graphitfasern, gewoben aus 32 Strängen mit insgesamt 96 000 Fasern, Faserdurchmesser etwa 7 μm [4, 5].

20 Schafe mit einem mittleren Alter von 1 1/2 Jahren und einem Gewicht zwischen 50 und 60 kg fanden für das Experiment Verwendung. Bei allen Tieren wurde das mediale Seitenband des rechten Kniegelenkes vollkommen reseziert. Jeweils 5 Tiere erhielten dann die oben beschriebenen Bandersatzmaterialien implantiert. Die Bänder aus Aramid und Kohlenstoffasern wurden an der distalen und proximalen Bandinsertionsstelle unter einer

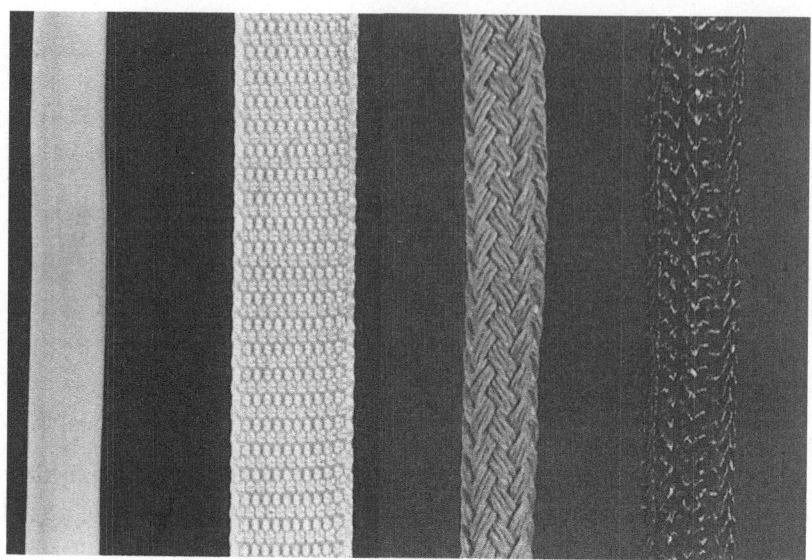

Abb. 1. Im Tierexperiment getestete Bandersatzmaterialien von links nach rechts: Teflon, Polyester, Aramid und Kohlenstoffasern

Knochenschuppe [15, 16] mit Schrauben (4,0 Spongiosaschrauben) und Unterlegscheiben (AO Unterlegscheiben mit Spitzen, 8 mm Durchmesser) fixiert (Abb. 2c, d). Die Implantation des Polyesterbandes und des Teflonbandes erfolgte nach Angaben der Arbeitsgruppen, die diese Implantate entwickelten [1, 6]. Das Polyesterband wurde nach Anfrischen des Knochens auf die Bandinsertionsstellen mit 4,0 mm Spongiosaschrauben befestigt (Abb. 2b). Die Fixierung des Teflonbandes erfolgte durch 2 Bohrkanäle im femoralen und tibialen Condylus des Kniegelenkes. Nach dem Durchziehen durch die Bohrkanäle wurde das Band 8förmig implantiert und nach Erreichen der richtigen Länge verknotet (Abb. 2a). Um ein Lösen des Knotens zu verhindern, wurde er mit einem Cerclagedraht gesichert (Abb. 2a).

Eine postoperative Immobilisation erfolgte nicht, und die Tiere belasteten nach wenigen Tagen ihre Extremität voll. 12 Wochen nach Versuchsbeginn erfolgte die Tötung der Tiere und die Entnahme der Kniegelenke. Unmittelbar nach der Resektion der Kniegelenkskapsel und der Kreuzbänder wurden die Kniegelenke in die 4-Punkte-Biegeeinrichtung einer Materialprüfmaschine eingespannt und der mediale Bandersatz durch ein Valgusbiegemoment (Abb. 3) belastet, um die Stabilität des Kniegelenkes zu prüfen. Aus den gewonnenen Meßergebnissen erfolgte die Berechnung der Aufklappbarkeit des Kniegelenkspaltes als Funktion der Biegemomentbelastung.

Danach wurde der mediale Bandersatz proximal der tibialen Bandinsertion durchgeschnitten. Etwa 5 mm des medialen Bandersatzes sowie Teile der Synovialis wurden für histologische Untersuchungen entnommen. An einem weiteren Gewebeteil erfolgten die rasterelektronenmikroskopischen Untersuchungen, und der Rest verblieb für die biomechanischen Testungen. Zur Beurteilung des Einwachsverhaltens der Implantate wurden die tibialen Bandinsertionsstellen in Methylmetacrylat eingebettet. Die daraus hergestellten

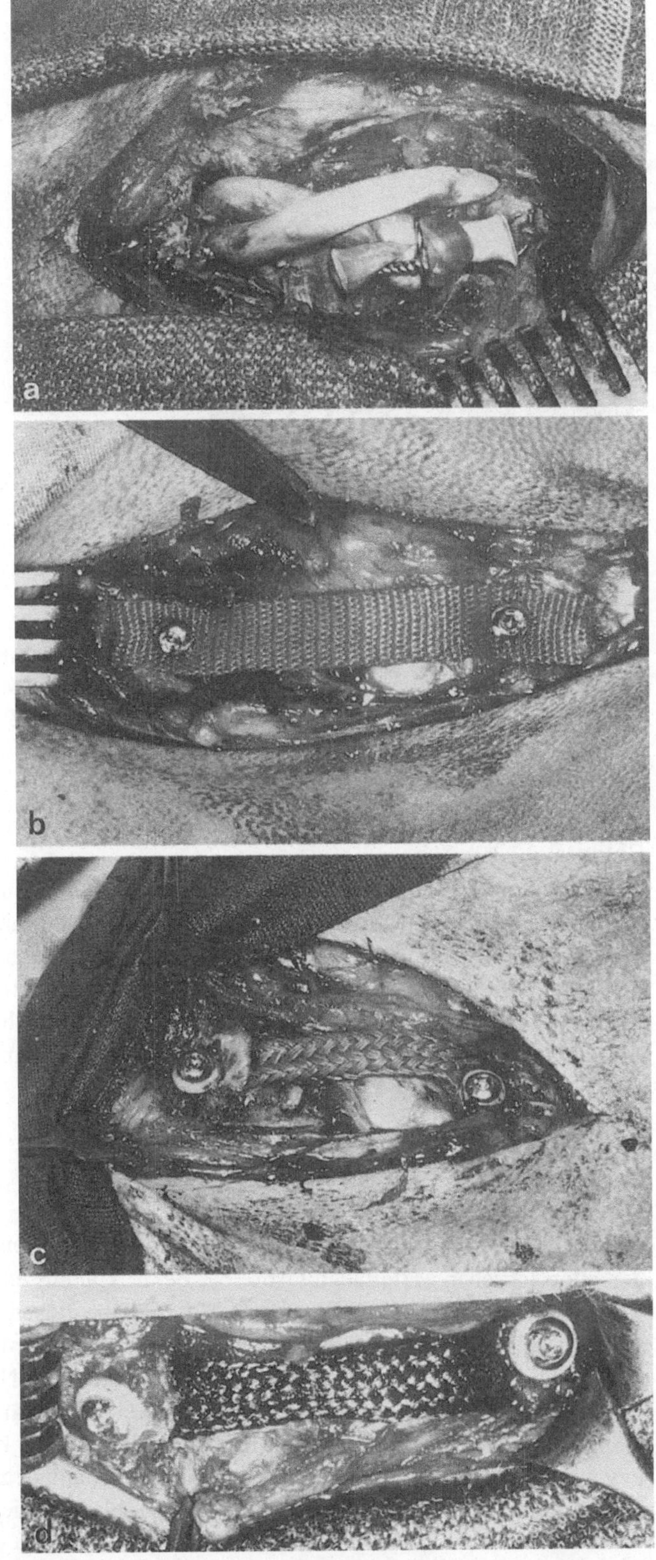

Abb. 2a–d. Ersatz des medialen Knieseitenbandes am Schaf durch: (a) Teflonband, (b) Polyesterband, (c) Aramidband, (d) Kohlenstoffaserband

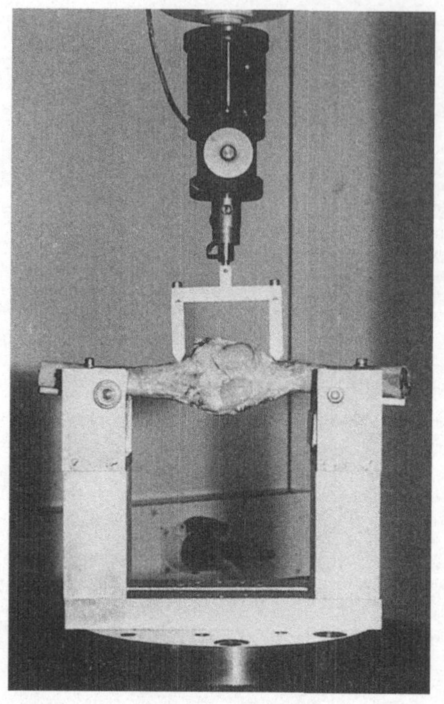

Abb. 3. Stabilitätsprüfung der frisch explantierten Schafskniegelenke in 4-Punkt-Biegeeinrichtung

unentkalkten Schnitte mit 100 μm Dicke wurden oberflächlich angefärbt (Trichrom — Goldner).

Die femoralen Bandinsertionsstellen dienten zur Testung der Bandverankerungsfestigkeit. Vor dem Test wurden bei den Bandersatzmaterialien aus Aramid, Polyester und Kohlenstoffasern die Spongiosaschrauben entfernt. Für die Zugprüfung erfolgte die Einspannung des Femurs und distalen Endes des Bandersatzes in einer Materialprüfmaschine (Abb. 4). Die Zugkraft am Band wurde so lange erhöht, bis es zum Ausreißen der Bänder aus dem Knochen kam (Belastungsgeschwindigkeit 1 cm/min).

Ergebnisse

Alle explantierten Kniegelenke zeigten makroskopisch eine bindegewebige Einscheidung der alloplastischen Materialien (Abb. 5). Beim Aramid- und Polyesterband war die Bindegewebshülle leicht vom alloplastischen Material abzuheben, während beim Kohlenstoffaserband das Bindegewebe fest mit den Fasern verwachsen war. Beim Teflonband war deutlich eine gelbliche Färbung des Bindegewebes zu erkennen. Nach Eröffnen der Gelenke trat im Unterschied zu den anderen Materialien gelblich gefärbte Synoviaflüssigkeit in großer Menge aus. Bei den Kniegelenken mit Teflon-Bandersatz kam es in keinem Fall zu einem Festwachsen des Teflonbandes in der femoralen Bandverankerung. Eine Prüfung auf Verankerungsfestigkeit war deshalb für dieses Implantat nicht möglich. Um die femoralen

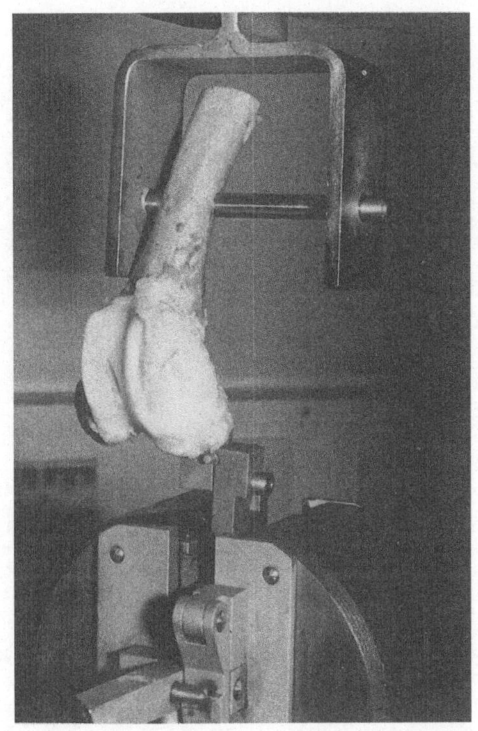

Abb. 4. Testgerät zur Bestimmung der Verankerungsfestigkeit des alloplastischen Bandersatzes an der femoralen Bandinsertion

Bandverankerungsbohrungen war eine deutliche Knochenresorption und eine starke Bindegewebsbildung zu beobachten.

Die Ergebnisse der Biegeprüfung der Kniegelenke sind in Abb. 6 dargestellt. Die Steigung der Kurven ist ein Maß für die Elastizität des Bandersatzes nach 12 Wochen Implantationszeit. Ein Vergleich mit den Eigenschaften des natürlichen medialen Seitenbandes am Schafsknie zeigt, daß das Kohlenstoffband diesen Eigenschaften am nächsten kommt. Aramid- und Polyesterband sind etwas steifer, und das Teflonband wesentlich steifer als das natürliche Band. Nicht erfaßt wurden in diesen Kurven die Beweglichkeiten der Gelenke bei sehr niedrigen Kräften.

Die Zugfestigkeitsversuche ergaben für die Verankerung des Aramidfaserbandes einen Mittelwert von 218, 2 ± 37,7 N, des Kohlenstoffaserbandes 137 ± 19,4 N und des Polyesterbandes 54,25 ± 13,5 N. Die Reißfestigkeit natürlicher medialer Seitenbänder beträgt 509 ± 204 N. Für das Teflonband war kein Wert meßbar, da das Band nie in die femorale Bandverankerung eingewachsen war.

Histologisch ergaben sich für Aramidfasern, Kohlenstoffasern und Polyesterfasern charakteristische Fremdkörperreaktionen mit vereinzelten Riesenzellen. Die Gewebeproben des Teflonbandes zeigten dagegen in allen Fällen eine ausgeprägte Synoviitis.

In den unentkalkten Knochenschnitten der tibialen Bandverankerungsstellen ist in allen Fällen zu erkennen, daß ein knöcherner Einbau der Implantate nach 12 Wochen noch nicht stattgefunden hat. Bindegewebe grenzt die Implantate von der knöchernen Verankerung ab, an deren Peripherie jedoch eine Knochenneubildung beginnt. Die Implantate aus

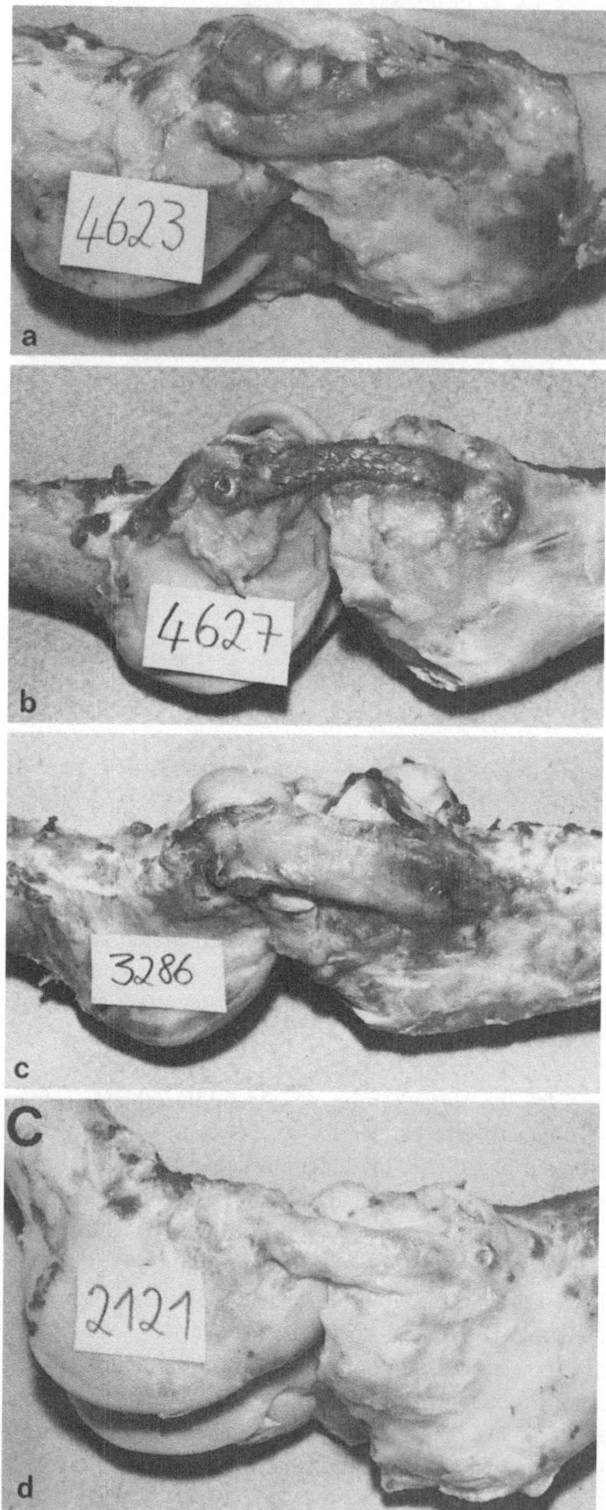

Abb. 5a–d. Makroskopischer Befund des Bandersatzes 12 Wochen nach Implantation der alloplastischen Materialien. **a** Teflonband, **b** Polyesterband, **c** Aramidband, **d** Kohlenstoff-faserband

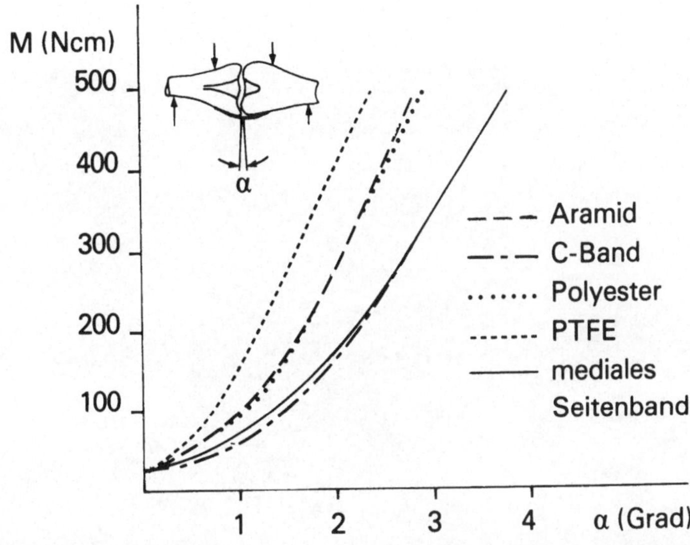

Abb. 6. Aufklappwinkel des medialen Gelenkspaltes (a) als Funktion des Biegemomentes (M). Vergleich der Biegemomentkurven der Kniegelenke nach alloplastischem Bandersatz mit der charakteristischen Kurve des natürlichen medialen Seitenbandes

Aramid, Polyester und Kohlenstoffasern zeigen eine unterschiedliche Dichte: während die Polyesterfasern und die Aramidfasern in geschlossenen Bündeln zusammenliegen, sind die Kohlenstoffasern stark aufgefächert. Ein Einspriessen von Bindegewebe in das Teflonband ist nicht zu erkennen.

Die rasterelektronenmikroskopischen Aufnahmen (Abb. 7) verdeutlichen diese morphologischen Beobachtungen. Die Bilder in Abb. 7 zeigen die Querschnittsflächen des medialen Bandersatzes. Während beim Aramid- und Polyesterband überwiegend nur eine Umhüllung der Faserbündel mit Bindegewebe zu erkennen ist, kann bei den weit aufgefächerten Kohlenstoffasern eine Umhüllung der einzelnen Fasern mit kollagenen Fasern und Bindegewebe beobachtet werden. Bei den Teflonbändern ist eine oberflächliche Infiltration von Fibrin in das poröse Material zu erkennen, die jedoch selten weiter als einen Millimeter in das Implantat hineinreicht.

Diskussion

Entscheidend für die Gewebereaktion der polymeren Bandersatzmaterialien ist, ob die Prothesen in ihrer ursprünglichen Form erhalten bleiben, oder ob es zu Abriebpartikeln kommt. Das als biokompatibel beschriebene Teflon, das mit Erfolg als Gefäßprothesenmaterial eingesetzt wird, führte in Form von Abriebpartikeln in diesem Experiment zu einer starken Synoviitis. Die Partikel dürften durch die Bewegung des Teflonbandes in der femoralen Bandverankerung entstanden sein. Die beobachteten Gewebereaktionen auf diese Teflonabriebpartikel stimmen überein mit den Beobachtungen von Emery und Rostrup [7]. Abriebpartikel von Kohlenstoffasern, die in diesem Experiment nicht beob-

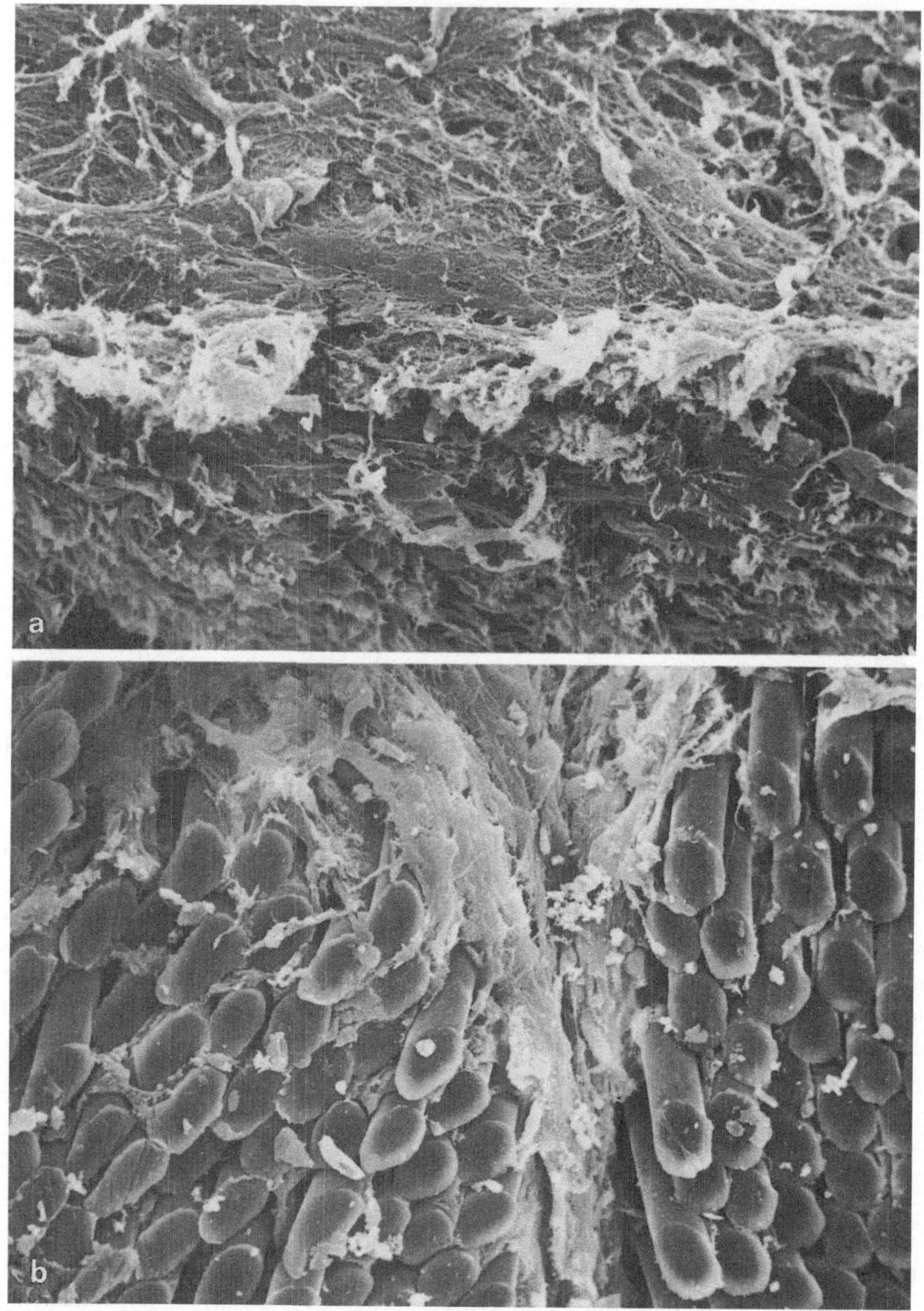

Abb. 7a–d. Interligamentärer Querschnitt durch den Bandersatz nach 12 Wochen Implantationszeit. Rasterelektronenmikroskop 320fach. **a** Teflonband, **b** Polyesterband

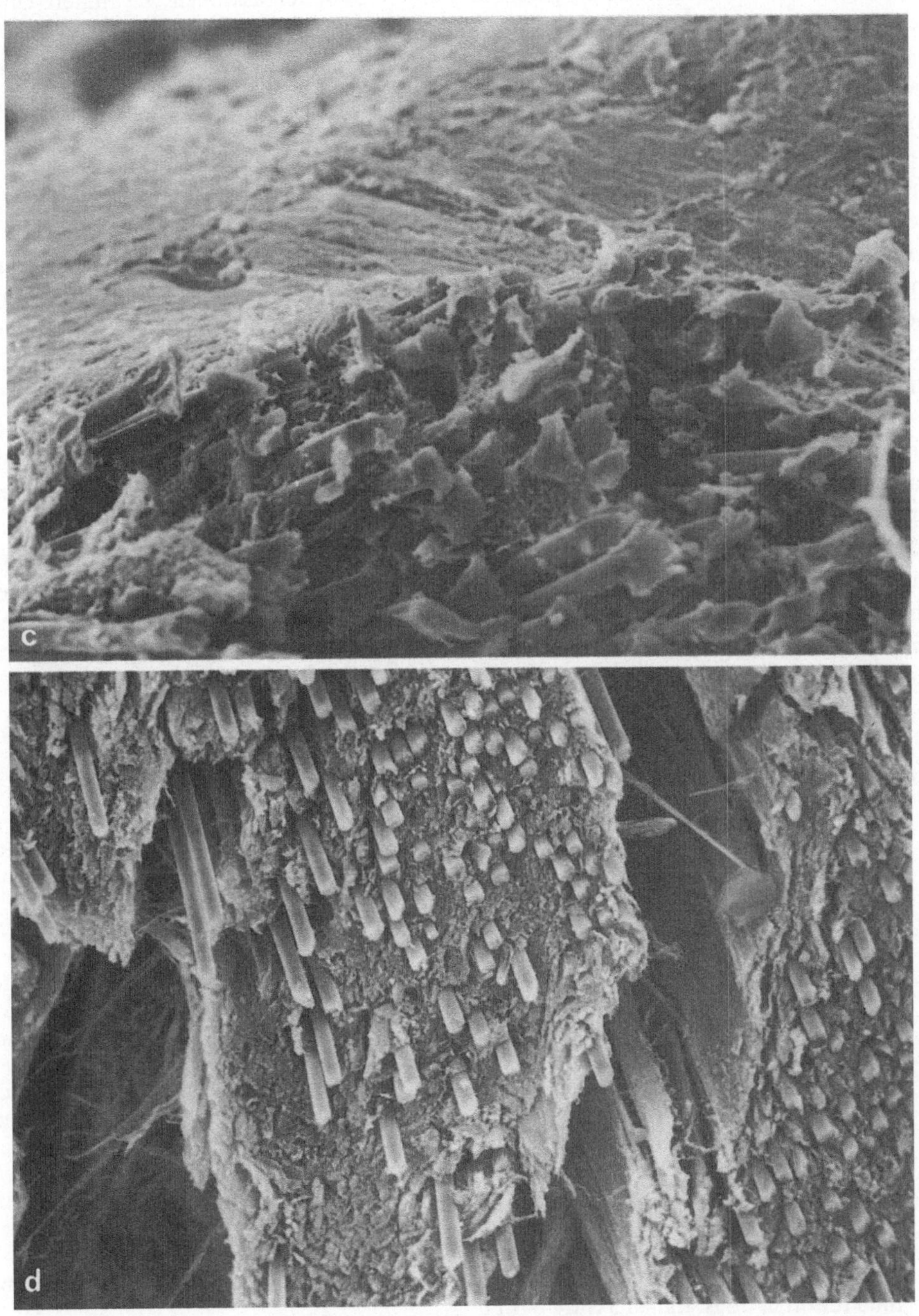

Abb. 7. c Aramidband, **d** Kohlenstoffaserband

54

achtet wurden, führen nicht zu vergleichbar starken Gewebereaktionen wie frühere Untersuchungen zeigten [15, 16, 18].

Die günstigste Integration der alloplastischen Materialien in das körpereigene Gewebe war bei Kohlenstoffaserbandprothesen zu beobachten. Bindegewebe und kollagene Fasern waren zwischen einzelne Kohlenstoffasern eingewachsen (Abb. 7d), während es bei den Aramid und Polyesterfasern überwiegend nur zu einem Einwachsen von Bindegewebe zwischen einzelne Faserstränge kam (Abb. 7b, c). Bei dem porösen Teflonband war nur eine oberflächliche Vernetzung mit dem umgebenden Gewebe zu beobachten (Abb. 7a).

Ein Vergleich der Verankerungsfestigkeiten ist nur bedingt möglich, da die Verankerungstechniken unterschiedlich waren. Die Ergebnisse zeigen, daß die Verankerung unter einer Knochenschuppe höhere Festigkeiten erzielt als eine oberflächliche Verschraubung. Da in allen Fällen nach 12 Wochen Implantationszeit nur eine bindegewebige Fixierung vorlag, waren die Verankerungskräfte relativ gering. Höhere Verankerungsfestigkeiten, auch zu frühen Implantationszeiten, lassen sich erreichen, wenn die Bänder durch Bohrkanäle intracondylär verankert werden [4]. Das Dehnungsverhalten des Kohlenstoffaserbandersatzes 12 Wochen p.o. ist dem normalen medialen Seitenband am Schafskniegelenk am ähnlichsten (Abb. 6). Dies ist darauf zurückzuführen, daß das zwischen die Kohlenstoffasern eingewachsene Bindegewebe die viscoelastischen Eigenschaften der Bandprothese erhöht. Die polymeren Bandersatzmaterialien zeigten nach 12 Wochen eine geringere Dehnungsfähigkeit als das normale mediale Seitenband der Kontrollseite (Abb. 6). Ihre biomechanischen Eigenschaften entsprechen weitgehend ihren Eigenschaften unter in vitro Bedingungen.

Literatur

1. Bolton W, Buchmann B (1983) Biologische Eigenschaften des expandierten GORE-TEX-Polyfluoräthylen-(PTFE)-Prothese-Bandes. In: Burri C, Claes L (Hrsg) Alloplastischer Bandersatz. Huber, Bern Stuttgart Wien, p 76—82
2. Butler HC (1964) Teflon as a prosthetic ligament in repair of ruptured anterior cruciate ligaments. Amer J Vet Res 25:55
3. Claes L, Burri C, Neugebauer R, Piehler J, Mohr W (1983) Tierexperimentelle Untersuchung zum Vergleich verschiedener alloplastischer Materialien für den Bandersatz. In: Burri C, Claes L (Hrsg) Alloplastischer Bandersatz, Huber, Bern Stuttgart Wien, p 109—115
4. Claes L, Neugebauer R (1983) Mechanische und biomechanische Eigenschaften des Bandersatzes mit Kohlenstoffasern. In: Burri C, Claes L (Hrsg) Alloplastischer Bandersatz. Huber, Bern Stuttgart Wien, p 55—59
5. Claes L, Burri C, Neugebauer R, Wolter D, Rose P (1979) The elasticity of various carbon fibre ligament prostheses. 2nd Meeting of the European Society of Biomechanics
6. Contzen M (1983) Alloplastischer Bandersatz im Tierversuch. In: Burri C, Claes L (Hrsg) Alloplastischer Bandersatz. Huber, Bern Stuttgart Wien, p 66—69
7. Emery MA, Rostrup O (1960) Repair of the anterior cruciate ligament with 8 mm tube teflon in dogs. Canad J Surg 4:111
8. Friedrich A (1984) Resorbierbarer alloplastischer Ersatz des medialen Knieseitenbandes durch Polyglactin-910-Band im Tierversuch. Dissertation, Universität Ulm
9. Gort J, Rostrup O (1959) Teflon fabric for ligament reconstruction: an animal experimental study. Canad J Surg 3:75
10. Herz M (1906) Die chirurgische Behandlung paralytischer Schlottergelenke — Seidenligamente oder Arthrodese? Münch Med Wochenschr 51:2527

11. Jelinek R, Gruber P, Siepen M (1962) Der plastische Ersatz der Kniegelenkseiten-
bänder mit Kunststoffarterien. Zentralbl Chir 25:1037
12. Kappakas GS, McMasters JH (1978) Repair of acromioclavicular separation using a
dacron prosthesis graft. Clin Orthop 131:247
13. Lange F (1907) Künstliche Gelenkbänder aus Seide. Münchner Med Wochenschr 17:
834
14. Mendenhall HV, McPherson GK, Plenk H, Rottmann W, Sanford JB, Grussing DM,
Kennedy JC, Galpin R (1982) Evaluation of the ligament augmentation device after
long term implantation in goats. Society of Biomaterials, Walt Disney World, Vol V,
p 40
15. Neugebauer R, Burri C, Claes L (1981) Tierexperimentelle Untersuchungen mit
Kohlenstoffbändern. In: Jäger M, Hackenbroch HM, Refior HJ (Hrsg) Kapselbandläsionen des Kniegelenks. Thieme, Stuttgart New York, p 51
16. Neugebauer R, Claes L (1983) Die Reaktion von Geweben auf Kohlenstoffasern als
Bandprothesen am Schafsknie. In: Burri C, Claes L (Hrsg) Alloplastischer Bandersatz.
Huber, Bern Stuttgart Wien, p 103–108
17. Rhem KE, Schultheis KH, Bopp P, Ecke H (1984) Biomechanische Untersuchungen
von resorbierbarem Bandersatz und deren klinische Bedeutung. In: Chirurg Forum
für experimentelle Forschung (Suppl). Springer, Berlin Heidelberg New York, p 207–
211
18. Wolter D, Burri C, Helbing G, Mohr W, Rüter A (1978) Die Reaktion des Körpers auf
implantierte Kohlenstoffmikropartikel. Arch Orthop Traumatol Surg 91:19

Technik des Bandersatzes mit Kohlenstoffasern am Kniegelenk

C. Burri

Die Verletzungen des Kniebandapparates haben in den letzten Jahren enorm zugenommen, insbesondere beim Sport und hier wiederum speziell beim Skifahren, durch die Veränderungen am Schuhwerk. Parallel zu dieser Entwicklung kommt die Verbesserung des Wissens um Pathophysiologie, Diagnostik und Therapie der Bandläsionen an diesem Gelenk bei Unfallchirurgen, Orthopäden und den niedergelassenen Ärzten. Die Folge davon ist eine signifikante Zunahme der Eingriffe am Knie, an unserer Klinik von 180 im Jahre 1975 über 866 anno 1980 auf 925 1984.

Heute besteht weltweit Übereinstimmung, daß eine akute Instabilität im Erwachsenenalter bei fehlender allgemeiner oder lokaler Kontraindikation praktisch in jedem Falle operativ durch anatomiegerechte Rekonstruktion zu versorgen ist [1, 3, 4], da das konservative Vorgehen eine viel zu hohe Versagerquote aufweist.

Trotz dieser Tatsache nehmen auch die chronischen Instabilitäten am Kniegelenk weiterhin zu. Gründe dafür sind falsche Diagnostik oder Unterschätzung des Ausmaßes der Läsion sowie ungünstige postoperative Verläufe.

Die Behandlung der chronischen Instabilität des Kniegelenkes gehört in die Hand eines erfahrenen Operateurs, der sich in der anspruchsvollen Anatomie, Pathophysiologie, Diagnostik, Operationstechnik mit zahlreichen Varianten und der Nachbehandlung exakt auskennt, sie ist damit personengebunden und steht in keinem direkten Zusammenhang mit der Größe einer Klinik.

Groß ist die Zahl der technischen Verfahren und der Materialien, die zur Behandlung der Verletzungsfolgen am Bandapparat des Kniegelenkes angegeben worden sind, eine hervorragende Übersicht findet sich bei Jäger und Wirth [3]. Die Darstellung des notwendigen Wissens über die komplexen anatomischen und funktionellen Verhältnisse des Kniegelenkes würde den Rahmen dieser Arbeit sprengen, dies ist in hervorragender Weise im „Kniebuch" von Werner Müller [4] ausgeführt, das heute jedem Operateur bekannt sein muß. Wir möchten uns deshalb hier auf die operativen Maßnahmen beschränken, die mit alloplastischem Material durchgeführt werden können. Dabei muß man sich ganz klar sein, daß Bandprothesen nur die hauptsächlichen Ligamentstrukturen „vereinfacht" ersetzen können und damit in sich kein eigenes technisches Verfahren darstellen, sondern als Hilfsmaßnahmen eingesetzt werden.

Die Auswahl des Materials bleibt dem Operateur überlassen, wir sind heute der Überzeugung, daß Kohlenstoffasern am besten dazu geeignet sind [2]:

Sie besitzen eine hervorragende Biokompatibilität und günstige mechanische Eigenschaften. Das Material besitzt aber auch eine negative Eigenschaft, es ist fragil, d.h., die Fasern splittern sich auf, wenn sie über einem zu kleinen Radius (2 mm) gebogen werden.

58

Diese Gefahr läßt sich durch spezielle technische Vorkehrungen weitgehend bannen. Als Grundprinzip aber hat man sich folgendes zur Regel zu machen:

> Biege nie ein Kohlenstoffaserband über eine
> scharfe Kante oder einen zu geringen Radius!

Durch die strenge Beachtung dieses Leitsatzes, anatomiegerechtes Einlegen der Bänder und unter Verwendung von durch Einscheidung geschützten Bändern werden „schwarze Knie" weitgehendst vermieden. Ein aufgesplittertes Band besteht aus Kohlenstoffaserstücken, deren Größe einen Abtransport in regionale Lymphknoten oder gar ins RES nicht zuläßt!

Material und Instrumente

1. Das Kohlenstoffaserband (Abb. 1)

Am Kniegelenk kommen zwei Ausführungen von Kohlenstoffaserbändern (Lafil[1]), und ein multifilamentärer atraumatischer „Faden" zur Anwendung. Mit letzterem haben vor allem Alexander und Weiss (in 2) Erfahrung gesammelt, er dient u.E. zur Verstärkung von Kapsel und untergeordneten Bandstrukturen und ist in der BRD noch nicht eingeführt.

Die beiden genannten Formen von Lafil[1] sind mit rund 50 cm von identischer Länge und um 8 mm Breite, sie bestehen aus hochfesten Graphitfasern, gewoben aus 32 Strängen mit insgesamt 96 000 Fasern, beide sind sie auch mit resorbierbarem Dexon beschichtet, was ihre Verletzlichkeit stark herabsetzt und auf der anderen Seite das Einwachsen von Bindegewebe [2] höchstens um wenige Tage verzögert. Die eine Form ist zusätzlich über eine Strecke von 8 cm mit Dura umschichtet und dient zum Ersatz der Kreuzbänder (Abb. 1). An den Bandenden ist ein doppelter, nicht resorbierbarer Faden angebracht, der mittels einer Ösensonde durch die Knochenkanäle gezogen werden kann (Abb. 1).

2. Krallenplättchen[2] (Abb. 2, 3, 4)

Diese existieren in zwei Größen und besitzen ein Schraubenloch zur Aufnahme von normalen, resp. Kleinfragmentschrauben und dienen zur Befestigung des Bandes am Knochen. Wir verwenden diese Implantate auch gerne bei der Versorgung von frischen Verletzungen, insbesondere zur Reinsertion von Band- und Kapselansätzen. Die Plättchen können mit Biegezangen leicht in die gewünschte Form gebracht werden (Abb. 3, 4).

3. Spezialfräsen

Wir unterscheiden eine Außen- und eine Innenfräse, die zur Abrundung der Eintrittsstellen der Knochenkanäle verwendet werden und damit den Radius, um den das Kohlenstoff-

---

[1] Hersteller: Braun-Dexon, Melsungen
[2] Hersteller: Klaus Hug, Umkirch b. Freiburg; Braun-Dexon, Melsungen

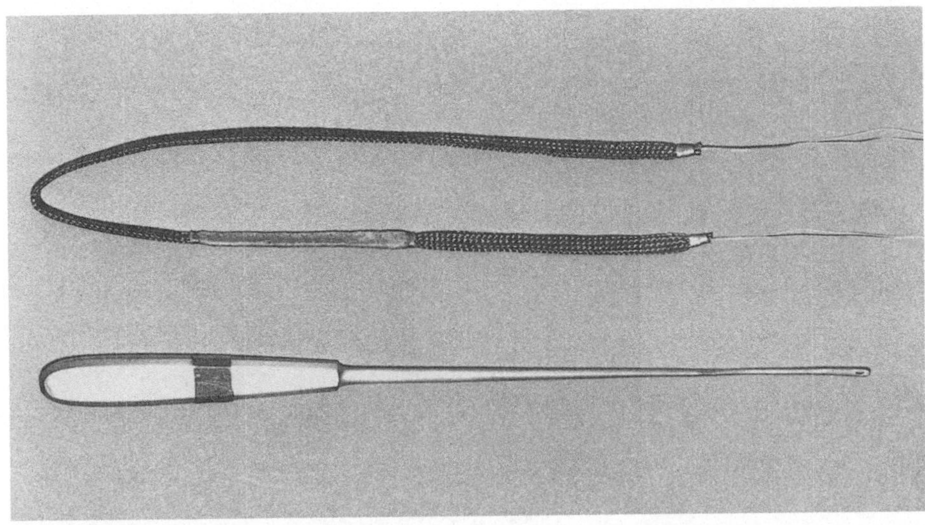

Abb. 1. Mit Dura eingescheidetes Kohlenstoffaserband, an den Enden mit nicht resorbierbarem Faden armiert. Diese dienen zum Durchzug durch den Knochen. Die mit Dura umscheidete, 8 cm lange Strecke hat intraarticulär (Kreuzbandersatz) zu liegen. Für den extraarticulären Bandersatz werden nicht umscheidete Kohlenstoffaserbänder verwendet. Die Ösensonde dient zum Führen des Fadens durch die Knochenkanäle

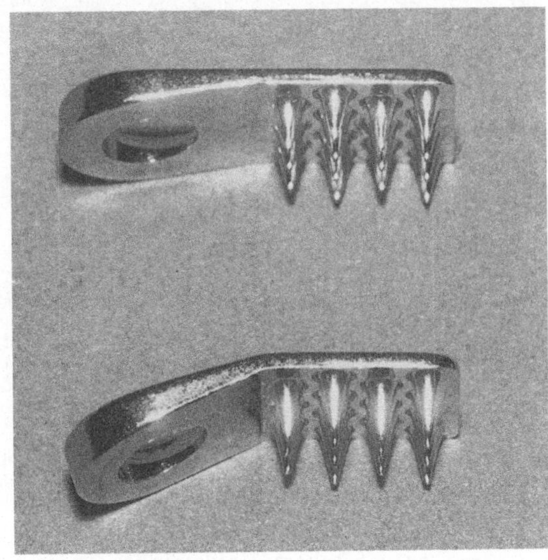

Abb. 2. Krallenplättchen. Es existieren zwei verschiedene Ausführungen zur Aufnahme von normalen und Kleinfragmentschrauben

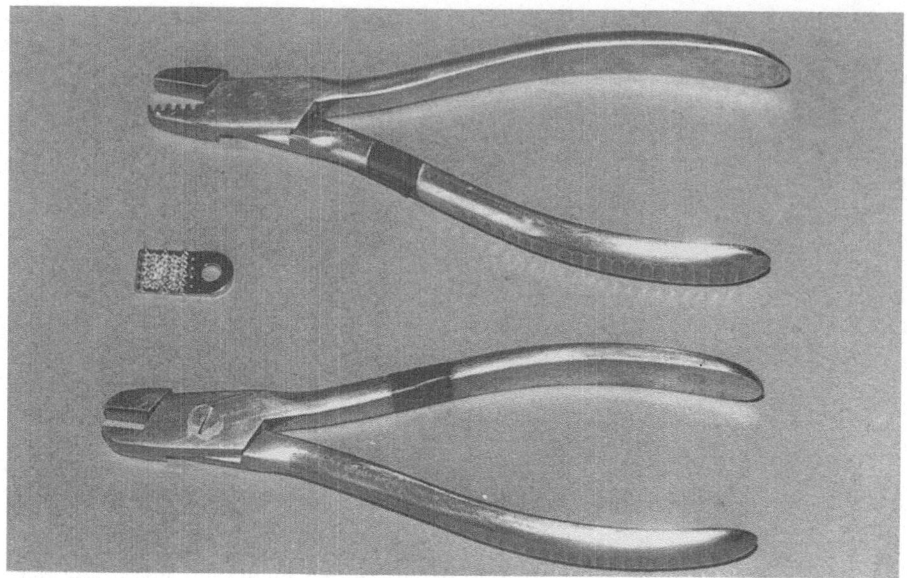

Abb. 3. Biegezangen für Krallenplättchen

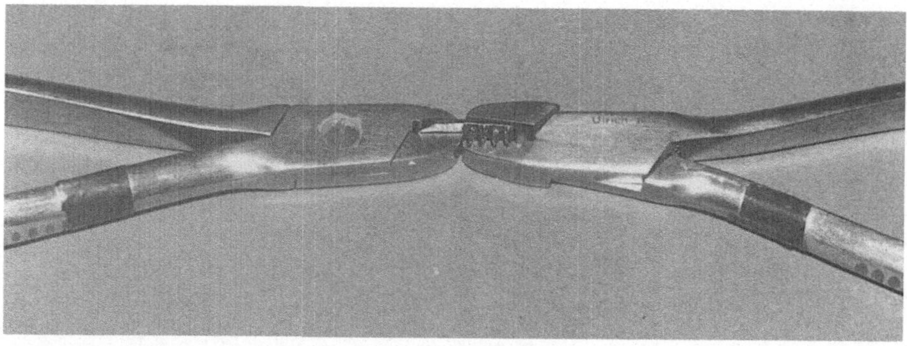

Abb. 4. Zurechtbiegen eines Krallenplättchens mit Spezialzange

faserband geführt wird, vergrößert (Abb. 5). Die Innenfräse ist speziell zur Abrundung der Löcher resp. Austrittsstellen der Bohrkanäle im Innenraum des Kniegelenkes und an der Tibiarückfläche (hinteres Kreuzband) konstruiert worden. Sie besteht aus einem Bohrfutter mit exzentrischem Hohlzylinder, in dem der Schaft der Fräse verläuft (Abb. 6). Durch diese Konstruktion kann das Bohrloch — ohne Sicht des Auges — an der gewünschten Stelle abgerundet werden.

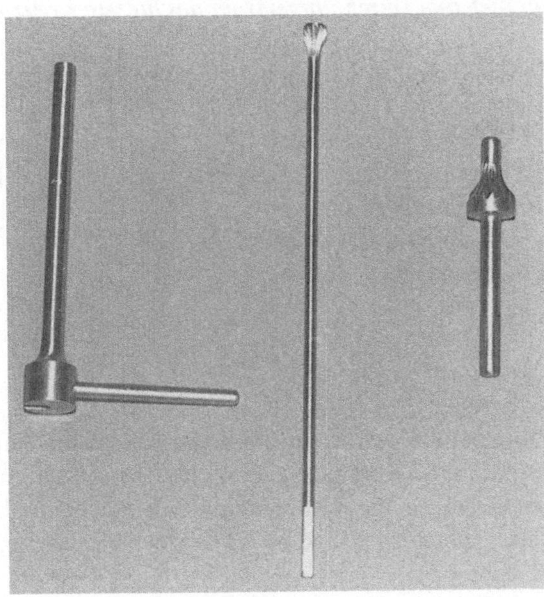

Abb. 5. Fräsen zur Abrundung der
Eintrittsstellen der Knochenkanäle

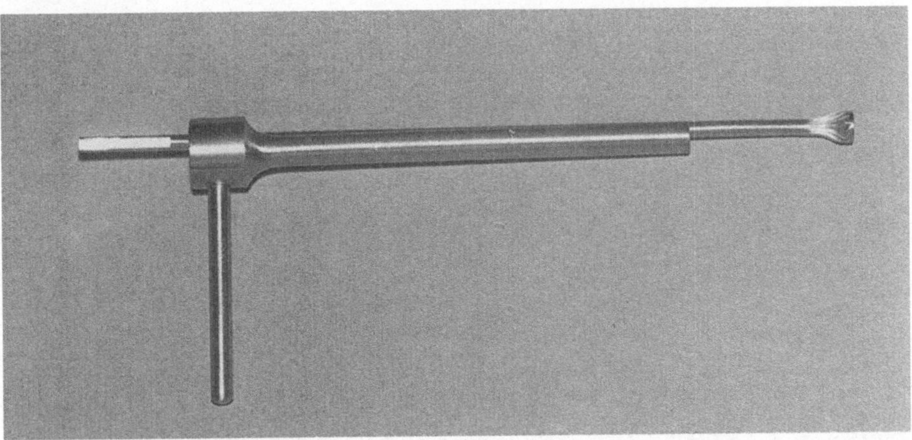

Abb. 6. Innenfräse zur Abrundung der Austrittsstellen der Knochenkanäle im Gelenk. Man
beachte die exzentrische Führung

4. *Ziel- und Durchführgerät für das hintere Kreuzband* (Abb. 7)

Dieses Instrumentarium besteht aus drei Teilen, dem Zielgerät für die Bohrung mit dem 6 mm-Bohrer, einer Innenhülse und den Durchführdrähten (Abb. 7).

Die Abb. 8 zeigt dieses Instrumentarium zusammengesetzt, die Anwendung wird bei der Operationstechnik zum Ersatz des hinteren Kreuzbandes näher beschrieben (mediodorsale Instabilität).

Die übrigen Instrumente, die zum Bandersatz am Kniegelenk erforderlich sind, finden sich auf jedem „Kniesieb".

Operationstechnik

Zugänge und Weichteiltechnik am Kniegelenk sind oft beschrieben, wir verweisen hierbei speziell auf die sorgfältig durchdachten Angaben von Werner Müller [4]. Als Zugang — insbesondere für die Versorgung von Komplexinstabilitäten — wählen wir heute gerne eine lange, lateral parallel gezogene Gerade, die eine Schädigung der Hautnerven weitgehend ausschließt.

Anhand von Strichzeichnungen und Darstellung der einzelnen Schritte an Kniemodellen sollen die Verfahren zum Ersatz der hauptsächlichen Bandstrukturen am Kniegelenk dargestellt werden:

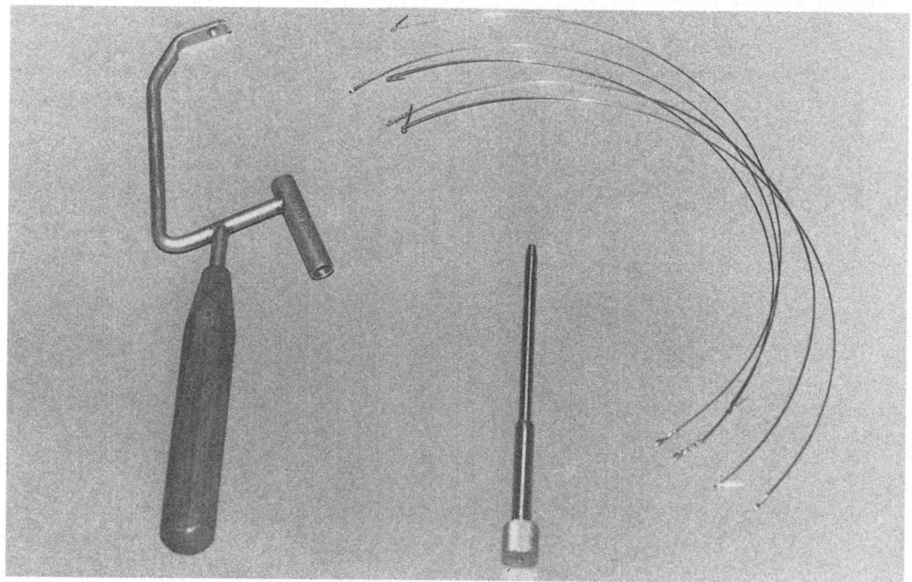

Abb. 7. Spezialinstrumentarium für den Ersatz des hinteren Kreuzbandes mit Zielgerät, Führungszylinder und Durchzugsdrähten

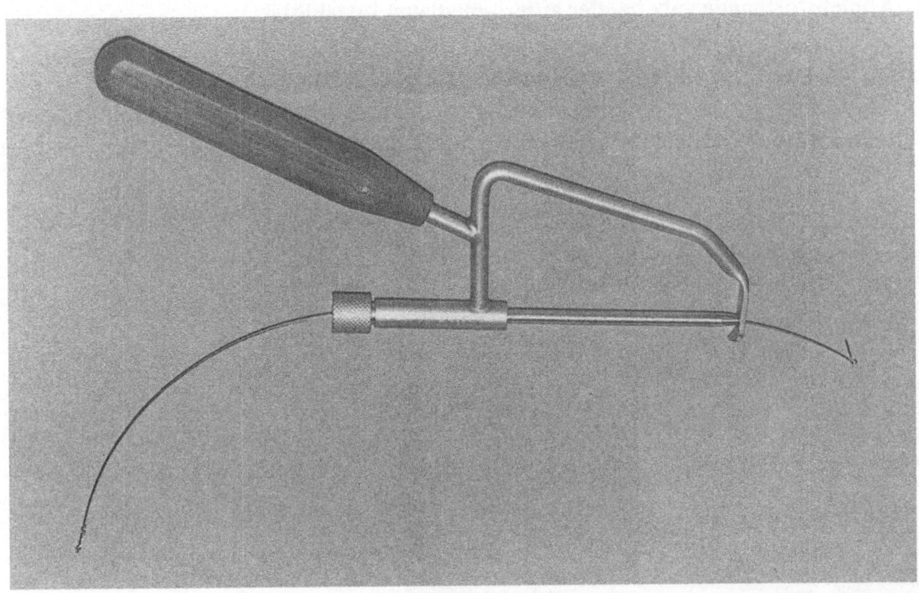

Abb. 8. Ziel- und Durchzugsinstrumentarium für das hintere Kreuzband, montiert: Die Öse am Draht verhakt sich am Zielgerät, so daß der Draht durch Knochenkanal und Kniegelenk herausgeführt werden kann (s. Technik beim Ersatz des hinteren Kreuzbandes)

1. Kohlenstoffbandersatz bei der antero-medialen Instabilität

Ersatz oder Verstärkung von vorderem Kreuzband und medialem Seitenband.
   Am Modell der häufigen antero-medialen Instabilität werden die einzelnen Schritte mit Knochenbearbeitung ausführlich dargestellt, wie sie für die übrigen Techniken auch gelten:

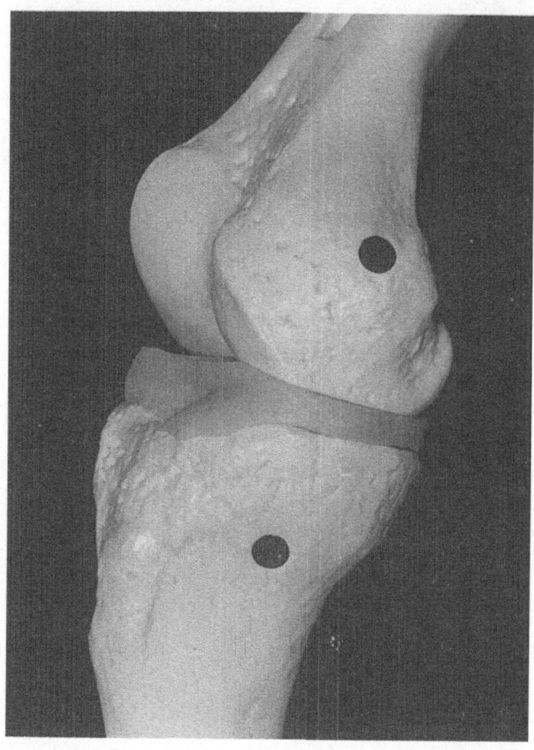

Abb. 1. Sorgfältige Darstellung der Eintrittsstellen der Knochenkanäle am Femurcondylus und der medialen Tibia (durch die Schrägprojektion erscheinen sie etwas zu ventral)

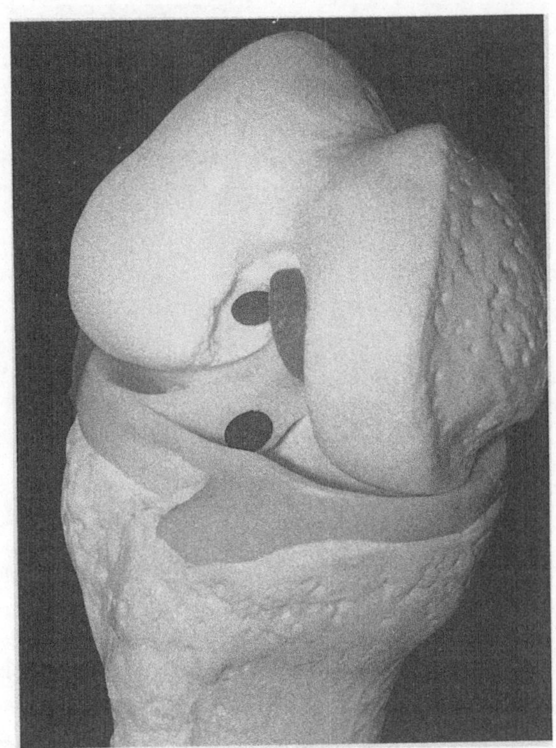

Abb. 2. Austrittsstellen der Knochen-
kanäle im Gelenk für das vordere
Kreuzband: Die proximale liegt mar-
ginal am hinteren Umschlag, am
Tibiakopf im Bereich der medialen
Eminenta

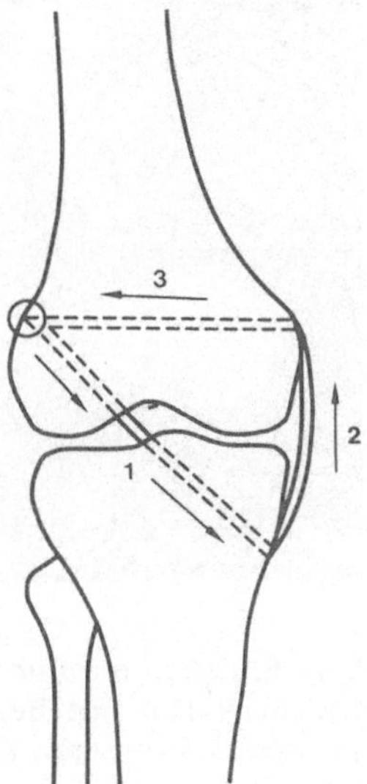

Abb. 3. Verlauf des Kohlenstoffaserbandes bei der antero-medialen Instabilität: (*1*) Knochenkanal durch Femurcondylus und
Tibiakopf; (*2*) Verlauf im Bereich des medialen Seitenbandes;
(*3*) diacondylär von medial nach lateral. An der lateralen distalen
Femurfläche erfolgt die Fixation der beiden Bandenden

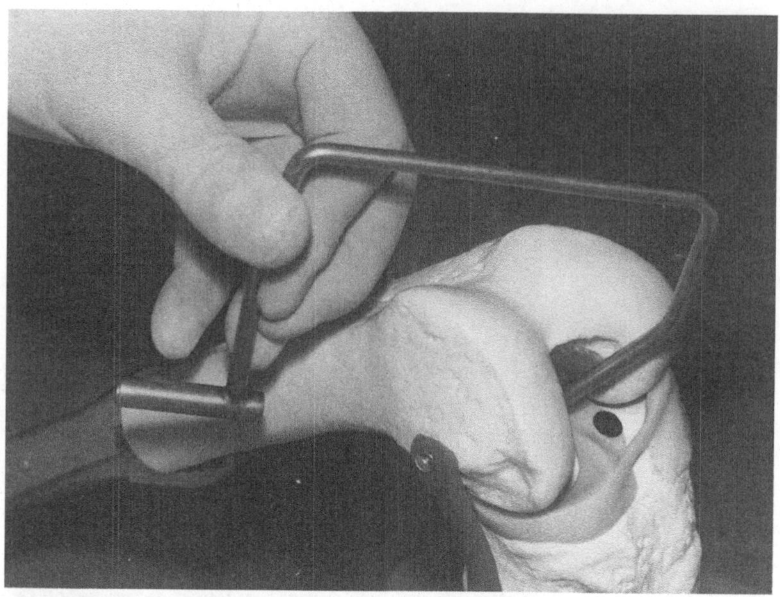

Abb. 4. Am stark flektierten Knie wird die Spitze des Zielgerätes auf die Kanalaustritts-stelle, die dem Ursprung des Kreuzbandes entspricht, gesetzt

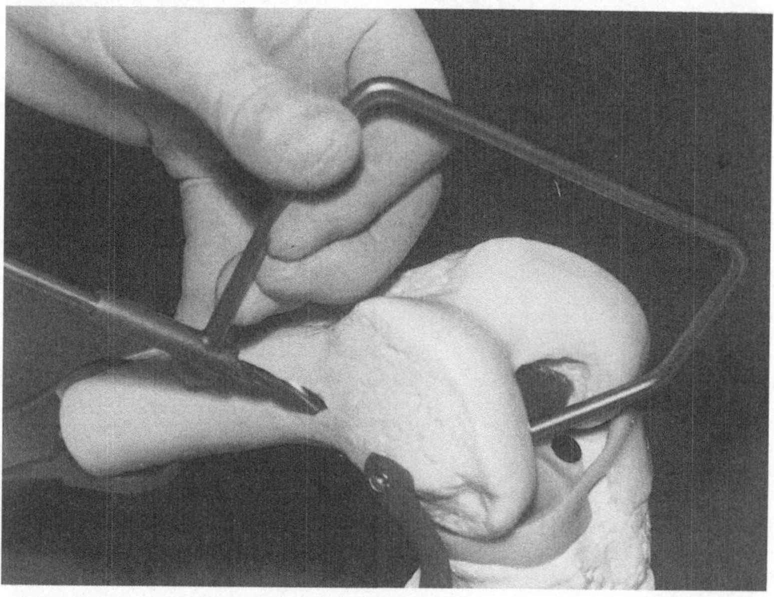

Abb. 5. Durch die Führung des Zielgerätes erfolgt mit dem 6 mm-Bohrer die Bildung eines Knochenkanals mit Beginn am distalen lateralen Femur und Austritt im Bereich des Ur-sprunges des vorderen Kreuzbandes

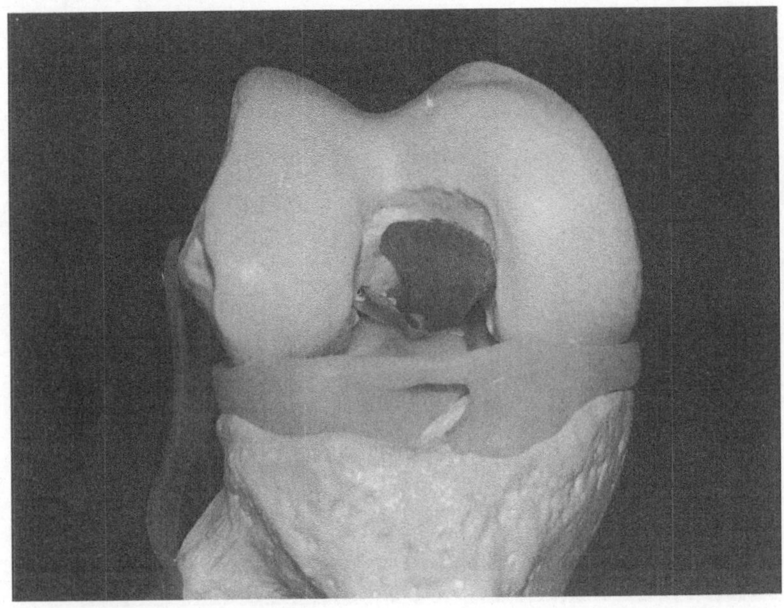

Abb. 6. Am überstark gebeugten Kniegelenk ist die Austrittsstelle des 6 mm-Bohrers am Umschlag dorso-lateral klar erkennbar. Die Abbildung zeigt, wie stark das Knie intraoperativ gebeugt werden muß, um eine Weichteil- und Knorpelschädigung am Tibiakopf zu verhindern

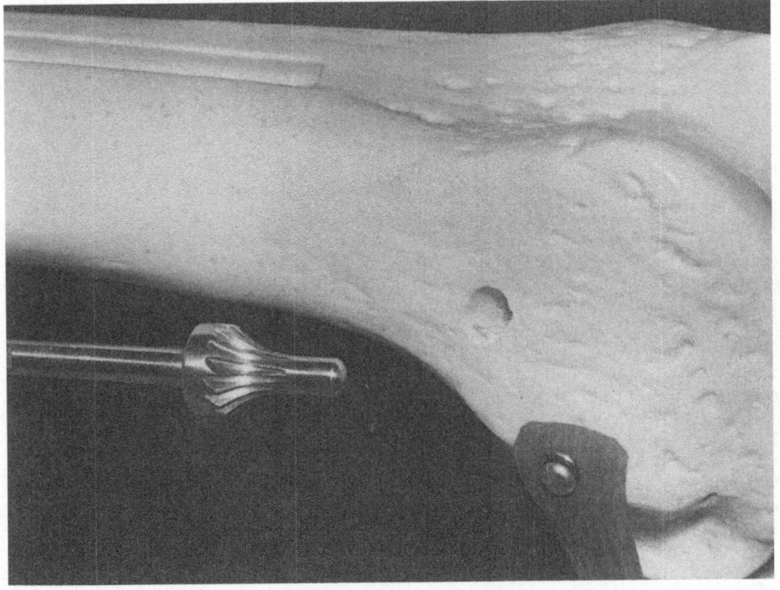

Abb. 7. Die Eintrittsstelle des Knochenkanals am Femurcondylus soll abgerundet werden: Knochenaußenfräse vor dem Einsatz

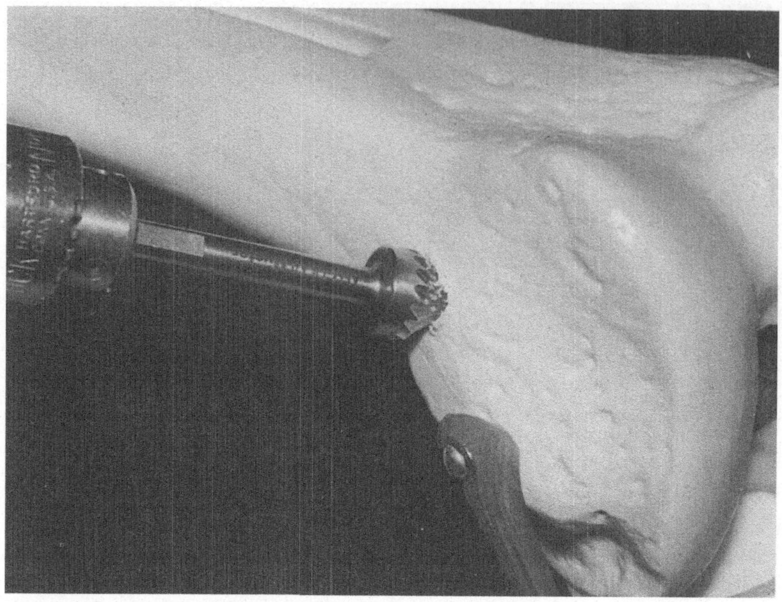

Abb. 8. Mit der Knochenfräse im Universalbohrfutter wird die Kanaleintrittsstelle nach proximal abgerundet

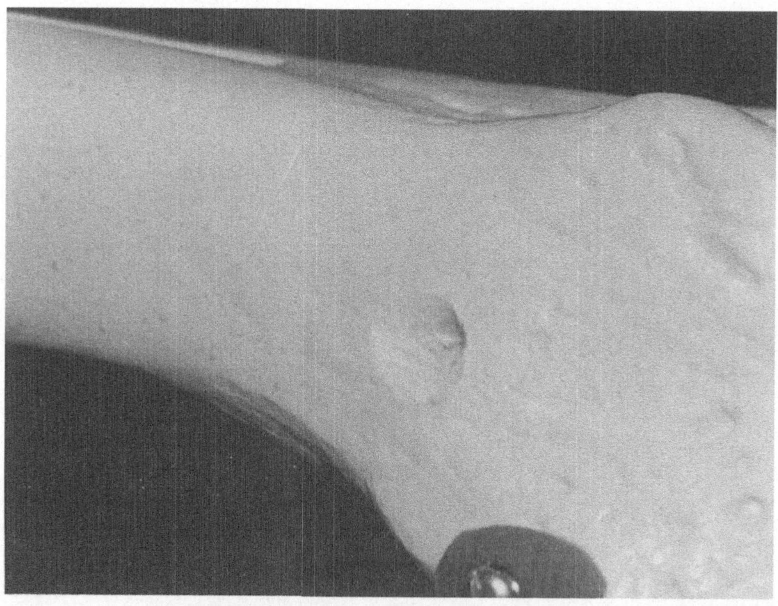

Abb. 9. Abgerundete Knocheneintrittsstelle mit stark erweitertem Radius zur Verhinderung von Rupturen des Kohlenstoffaserbandes

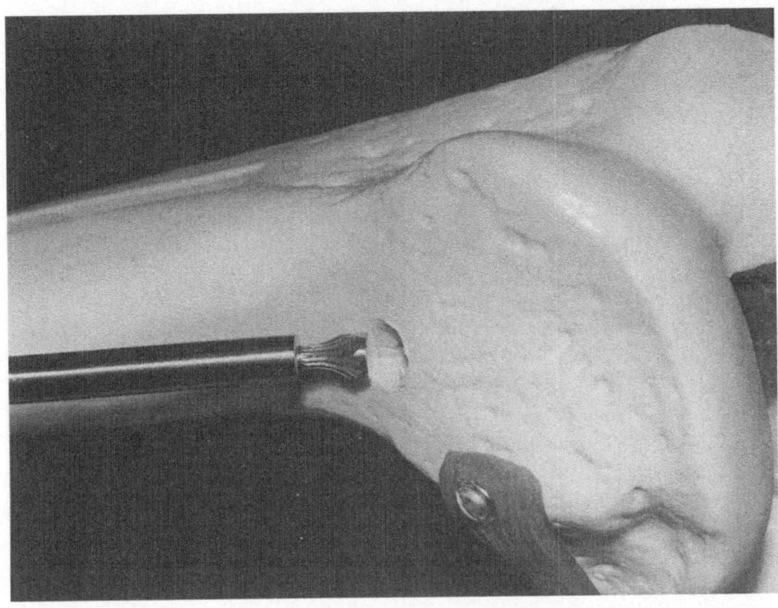

Abb. 10. Die Innenfräse, exzentrisch im Führungsgerät vor dem Durchschieben durch den Knochenkanal

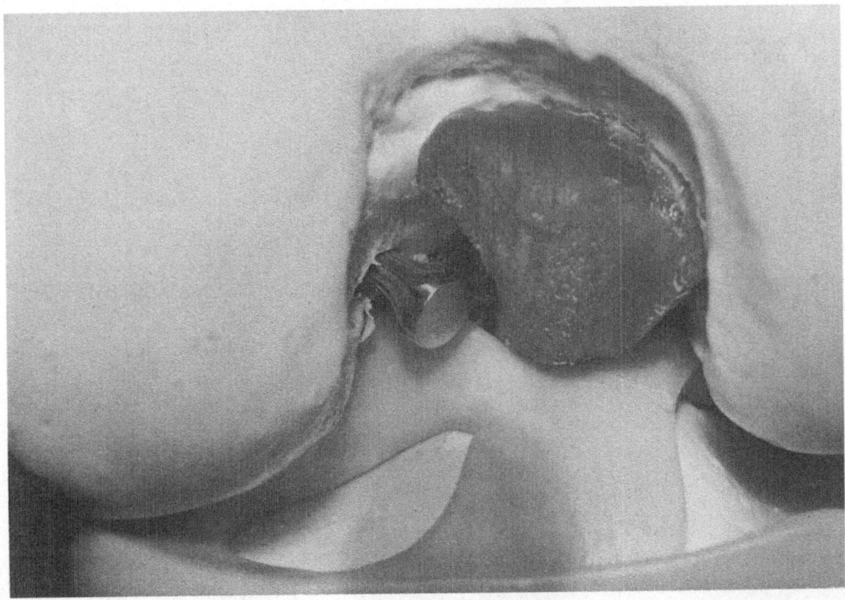

Abb. 11. Die Innenfräse im Kniegelenk. Man beachte die Möglichkeit des exzentrischen Fräsens an der ventralen Circumferenz. Die richtige Richtung wird durch Markierung am Zielgerät eingestellt

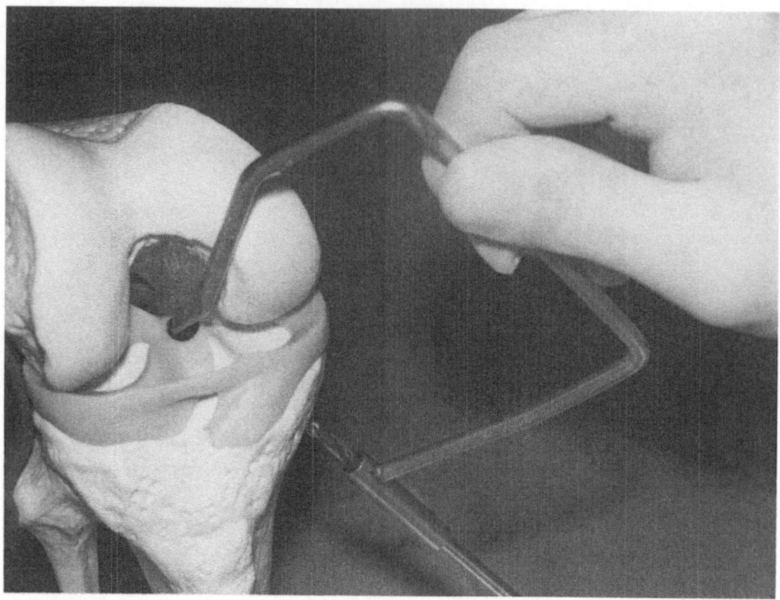

Abb. 12. Der Knochenkanal durch den Tibiakopf wird von der distalen Ansatzstelle des medialen Seitenbandes zur Ansatzstelle des vorderen Kreuzbandes am Schienbeinhöcker geführt. Das Zielgerät kann hier leicht unter Sicht eingestellt werden

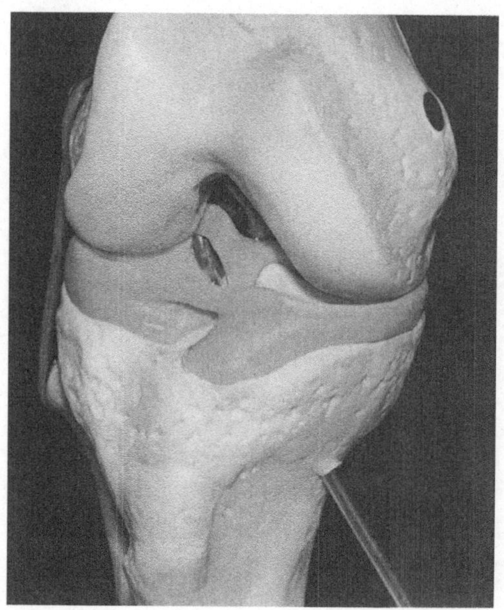

Abb. 13. Bohrer im Kanal von medial am Tibiakopf zur Ansatzstelle des vorderen Kreuzbandes

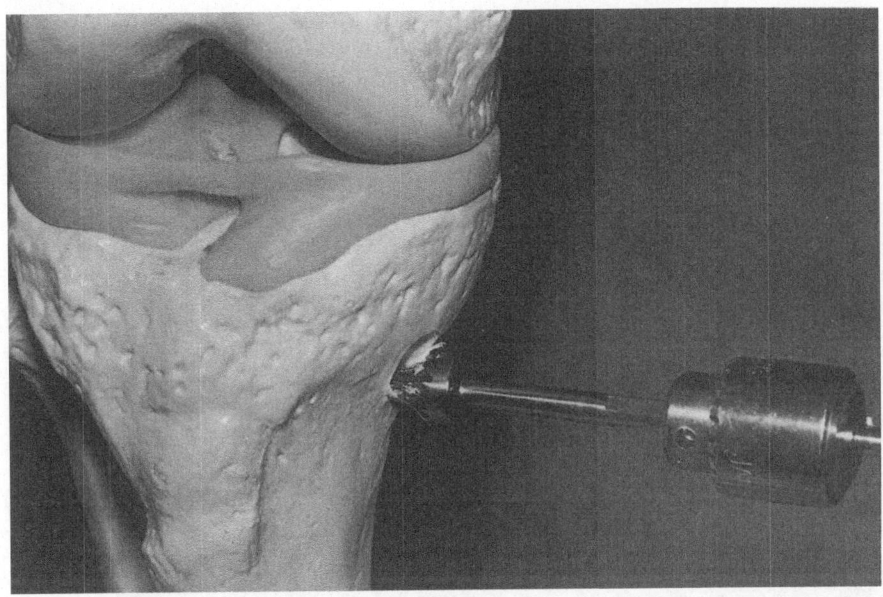

Abb. 14. Abrundung der Eintrittsstelle des Knochenkanals am Tibiakopf in Richtung proximal (Verlauf des medialen Seitenbandes)

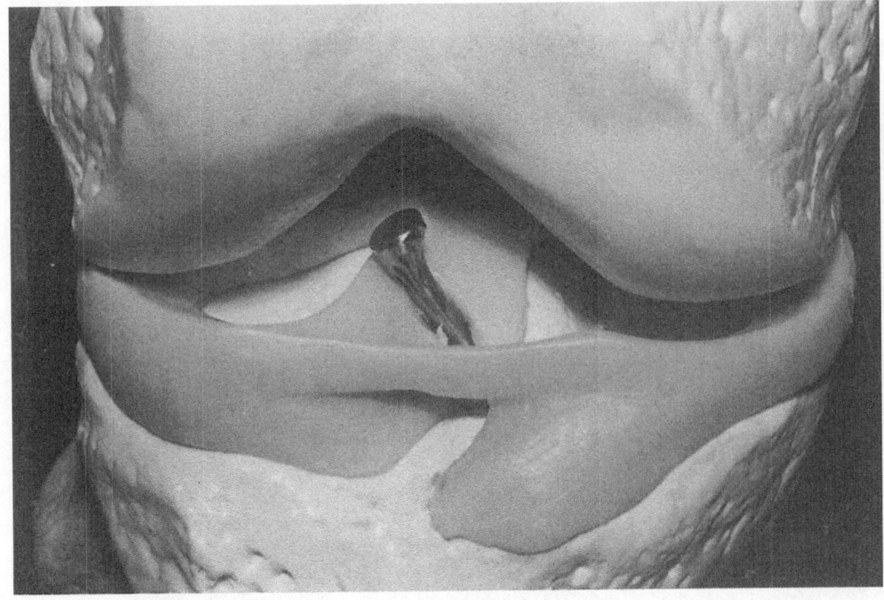

Abb. 15. Abrundung der Austrittsstelle am Tibiakopf mit der Innenfräse. Richtung dorsal

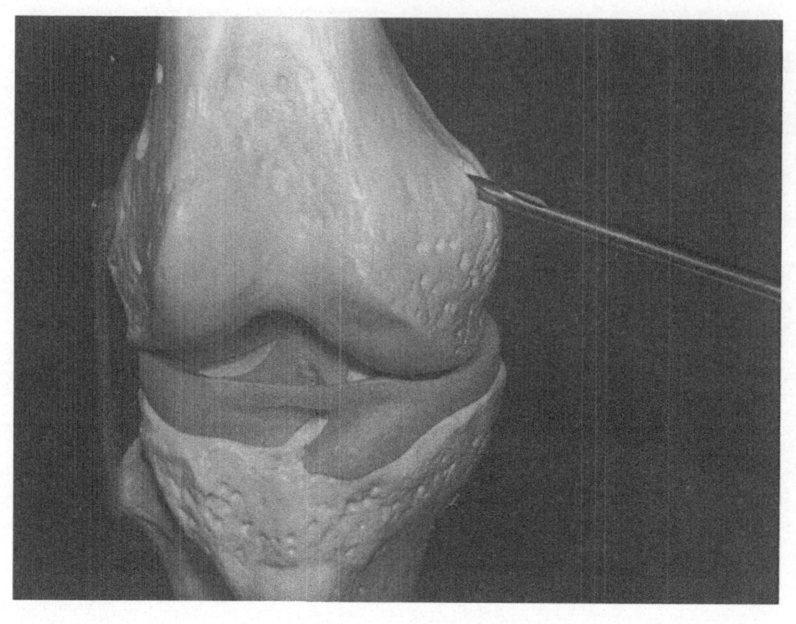

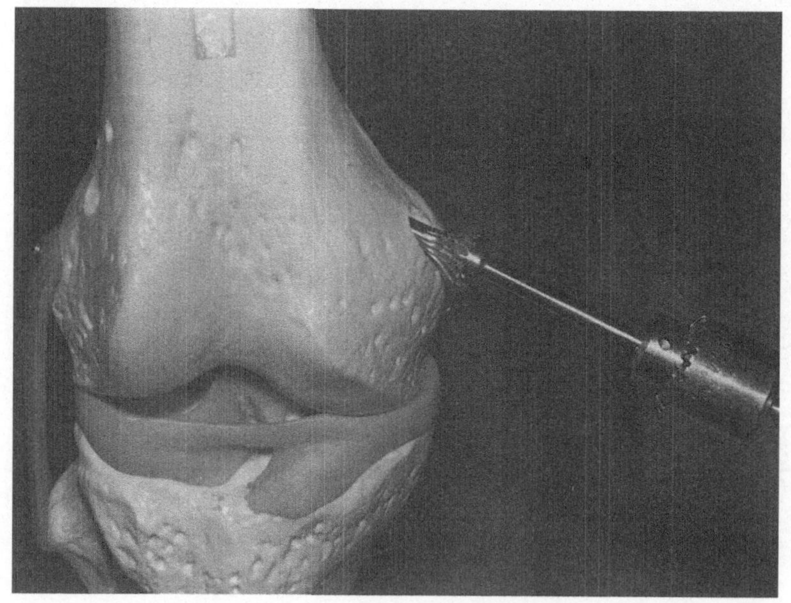

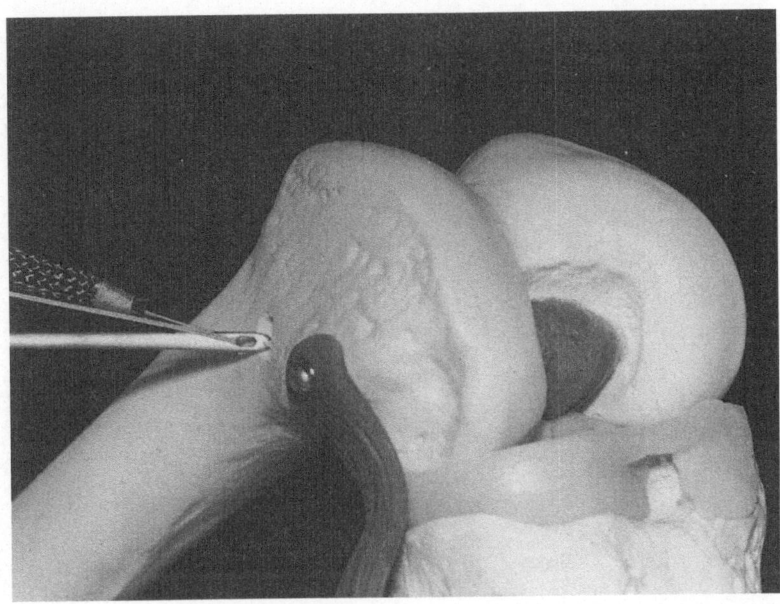

Abb. 18. Durchführen des Armierungsfadens durch den condylären Knochenkanal mit Ösensonde

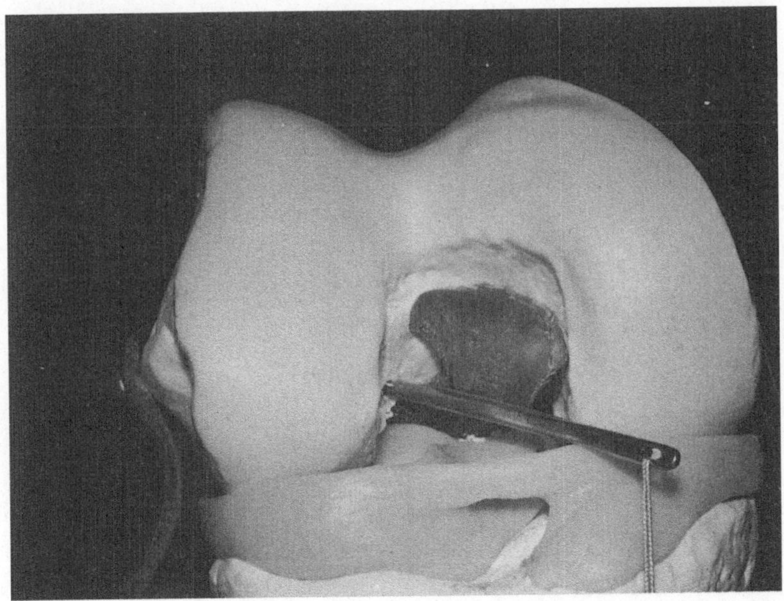

Abb. 19. Die Ösensonde bringt den Verankerungsfaden vor das Kniegelenk, der Faden wird aus der Öse heraus-, die Öse durch den Kanal zurückgezogen

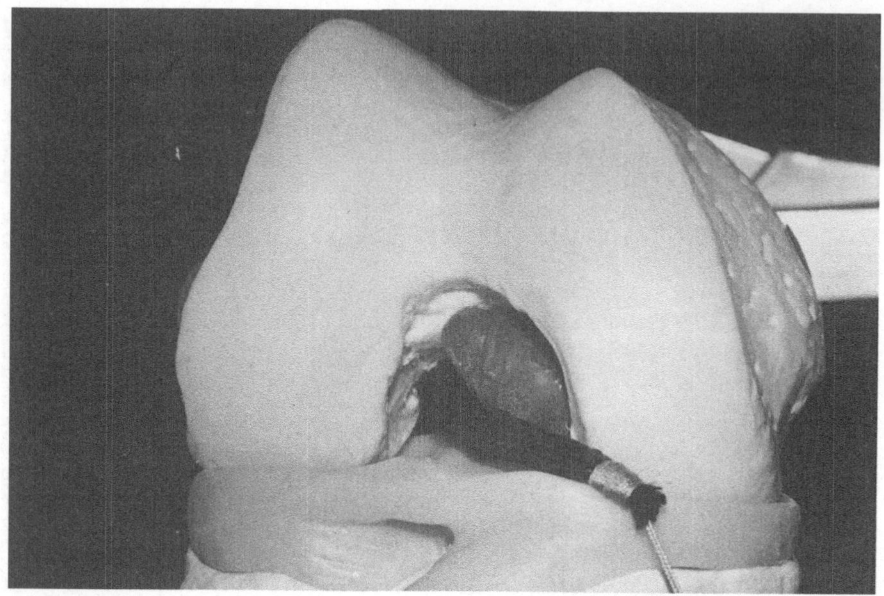

Abb. 20. Das Kohlenstoffaserband wird mittels Faden durch den condylären Kanal ins Kniegelenk gezogen

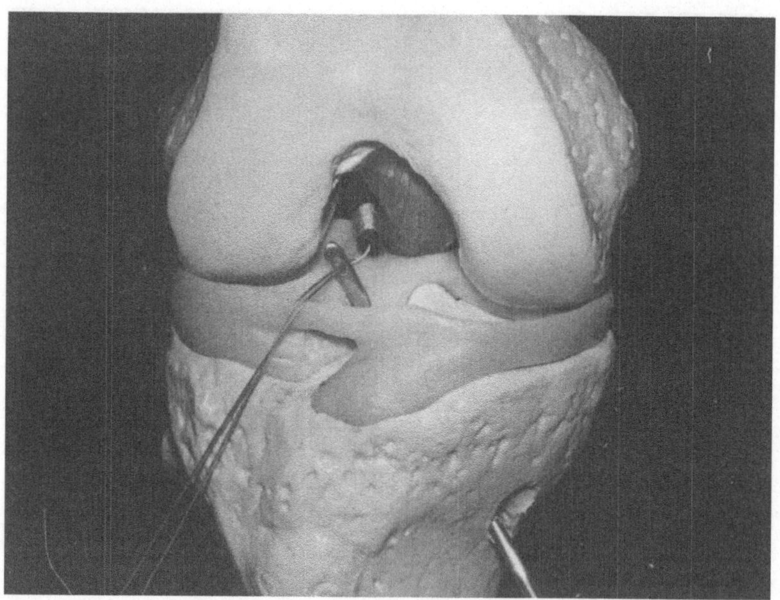

Abb. 21. Die Ösensonde wird durch den tibialen Kanal ins Kniegelenk vorgeschoben, hier mit einer anatomischen Pinzette der Leitfaden durch die Öse gebracht und durch den tibialen Kanal zurückgezogen

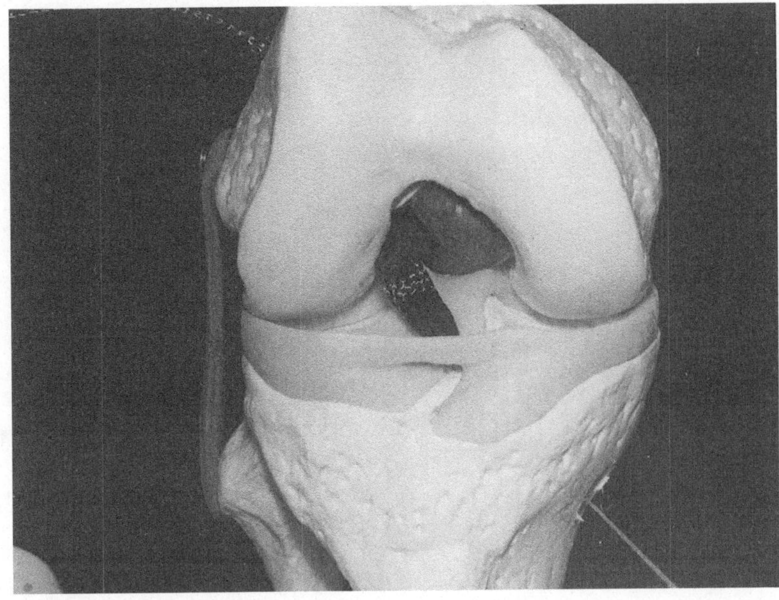

Abb. 22. Mit dem Faden wird nun auch das Kohlenstoffaserband durch den tibialen Kanal gezogen

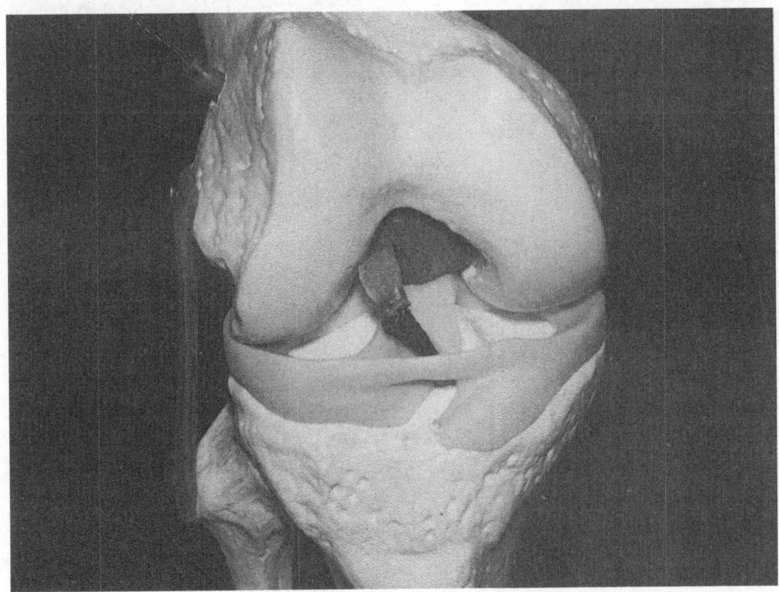

Abb. 23. Die mit Dura umscheidete Strecke des Kohlenstoffaserbandes erscheint im Kniegelenk und wird in den Tibiakopfkanal eingezogen

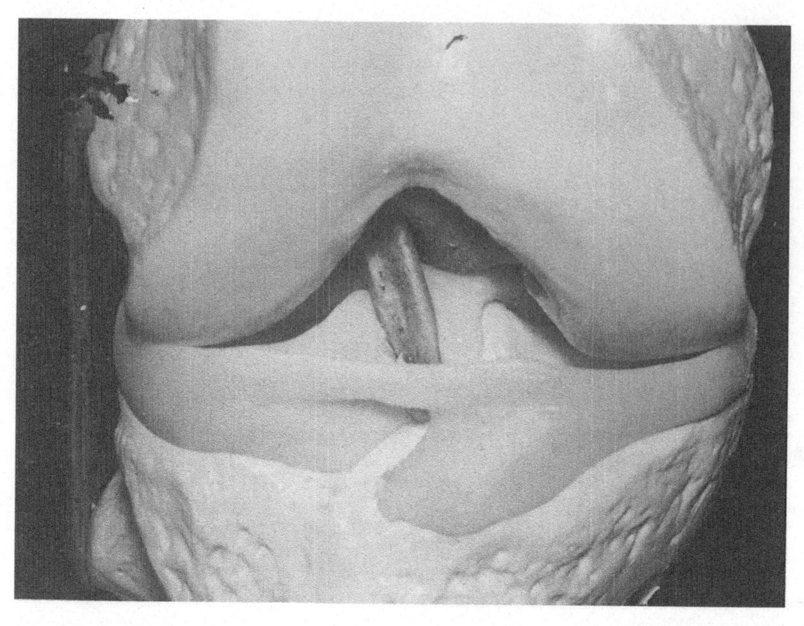

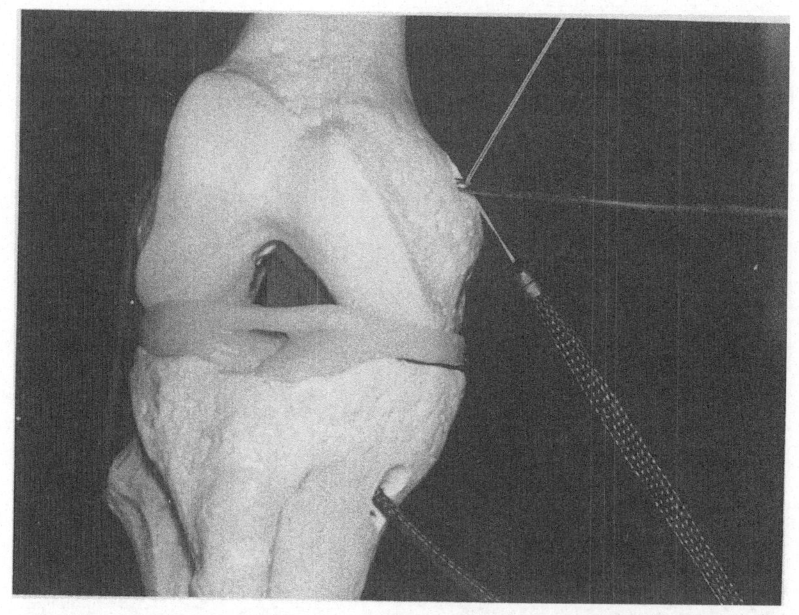

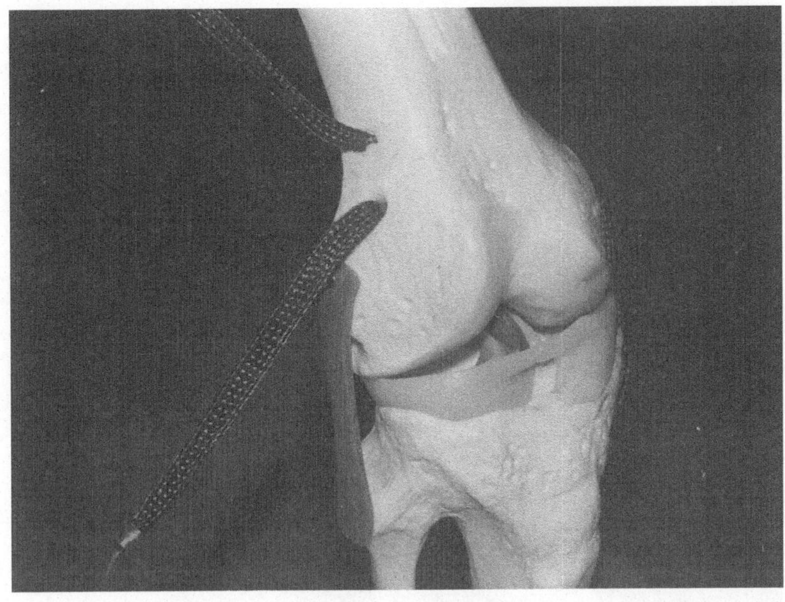

Abb. 26. Die Kohlenstoffaserbandenden im Bereich der distalen lateralen Femurfläche mit abgerundeten Kanaleintrittsstellen

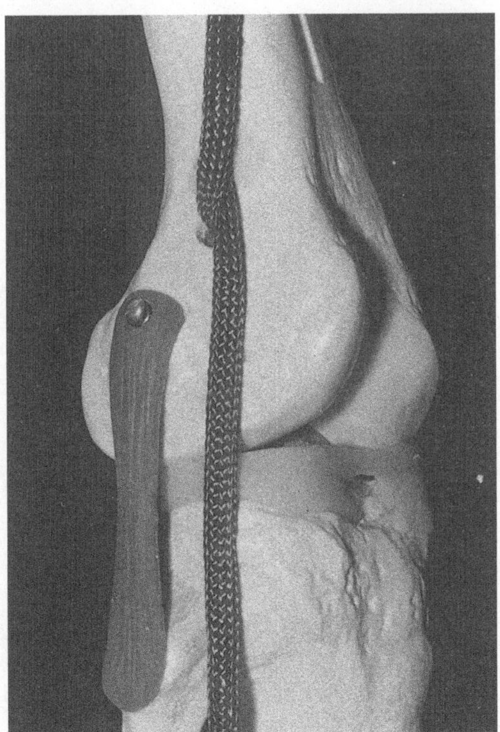

Abb. 27. Die beiden Enden werden gekreuzt zur gleichzeitigen Befestigung beider Abschnitte mit einer Krallenplatte

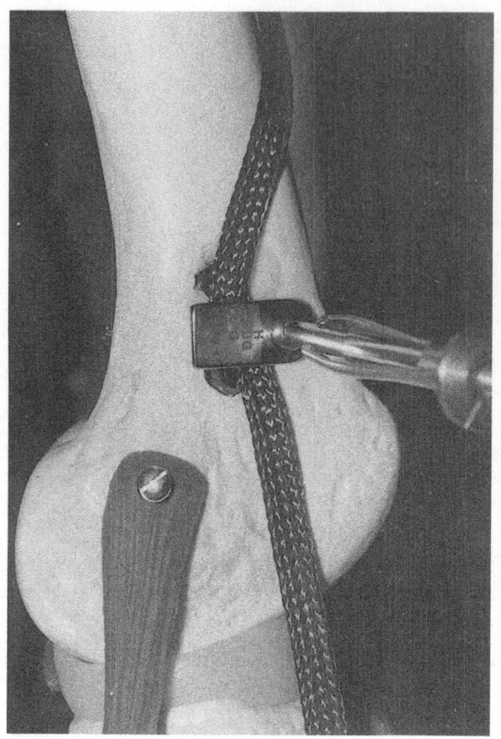

Abb. 28. Die Krallenplatte wird über die
gekreuzten Bandenden gebracht und
mit einer Schraube am lateralen Femur
befestigt

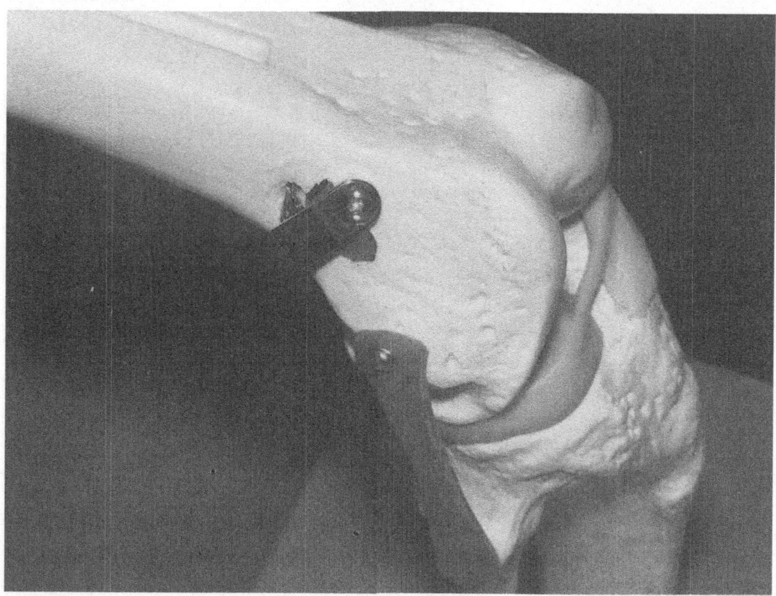

Abb. 29. Die über das Plättchen herausragenden Kohlenstoffaserbandteile werden mit dem
Skalpell abgetrennt

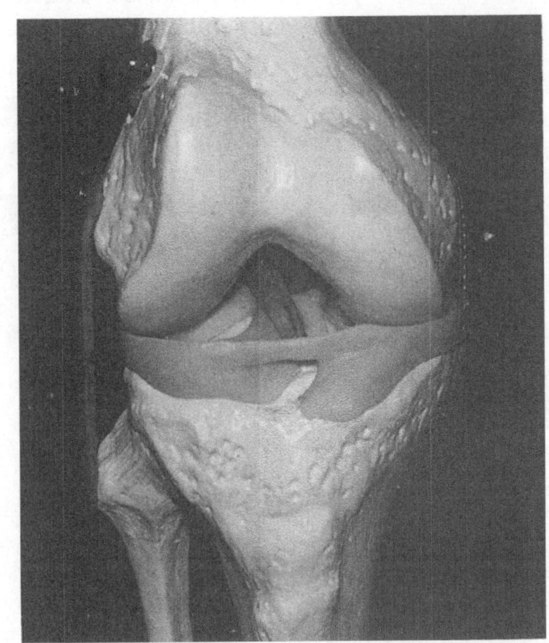

Abb. 30. Ersatz des vorderen Kreuzbandes mit eingescheidetem Kohlenstoffaserband und medialen Seitenband in der ventralen Ansicht

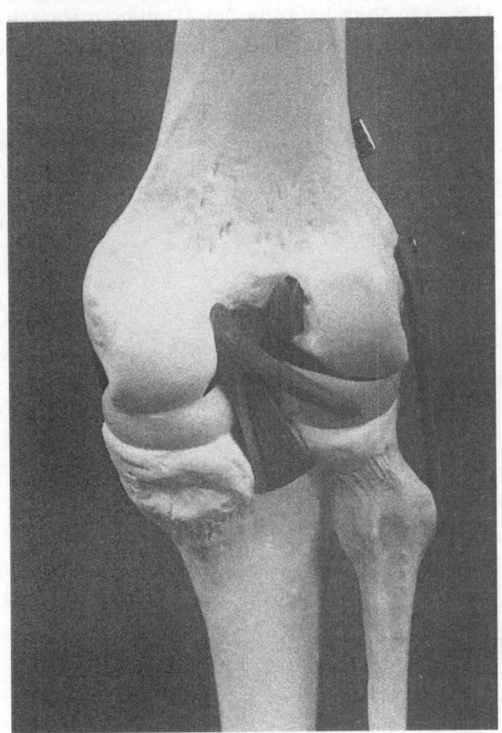

Abb. 31. Antero-medialer Bandersatz
mit Kohlenstoffaser in der Ansicht
von dorsal

Anstelle der lyophilisierten Dura zur Einscheidung des intraarticulären Bandverlaufes kann das Ligamentum patellae, aber auch ein Fascia lata-Streifen Anwendung finden:

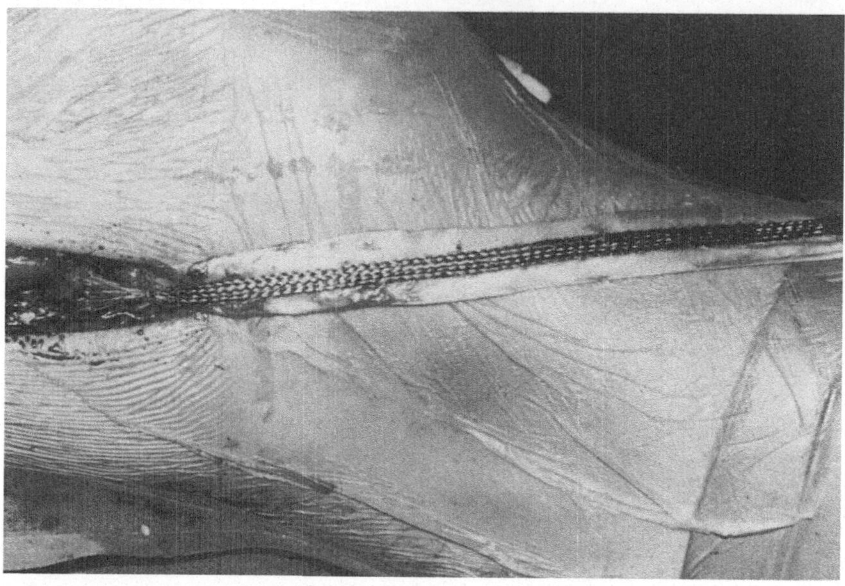

Abb. 32. Einscheidung des Kohlenstoffaserbandes mit Fascia lata-Streifen: Dieser soll ca. 15 cm lang und 1 cm breit sein. Das Kohlenstoffaserband wird in den distal gestielten Streifen eingenäht

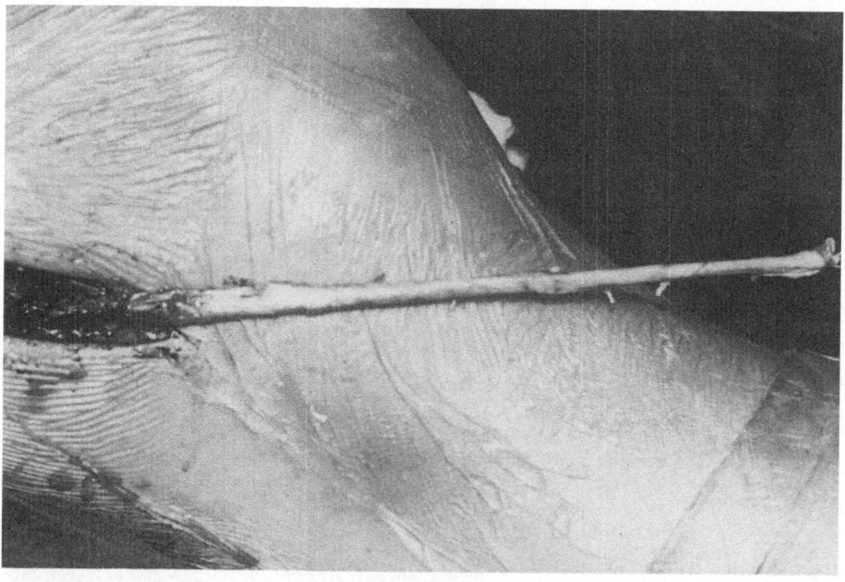

Abb. 33. Der distal gestielte Fascienstreifen mit eingenähtem Kohlenstoffaserband. Dieses Vorgehen wird vorwiegend beim isolierten Ersatz des vorderen Kreuzbandes Anwendung finden

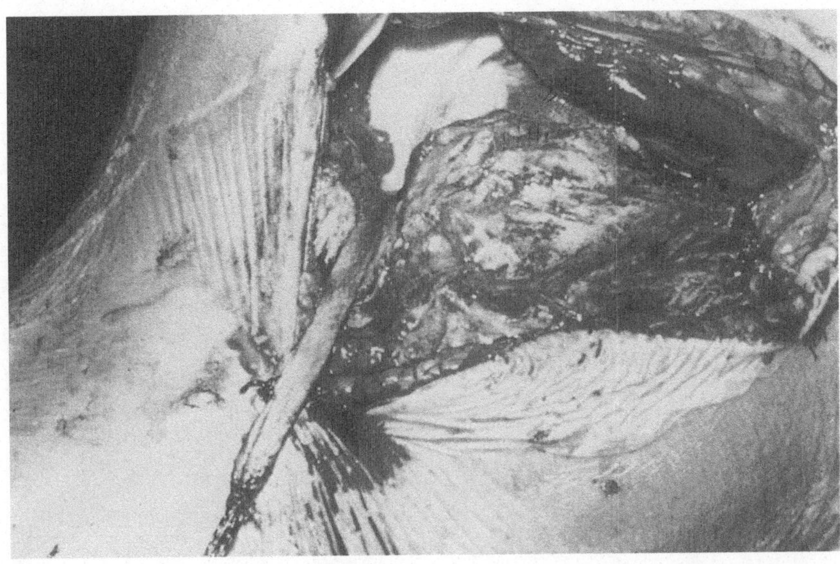

Abb. 34. Das eingescheidete Kohlenstoffaserband ist durch den Condylus ins Kniegelenk gezogen, analog zum beschriebenen Vorgehen erfolgt das Einführen in den tibialen Kanal

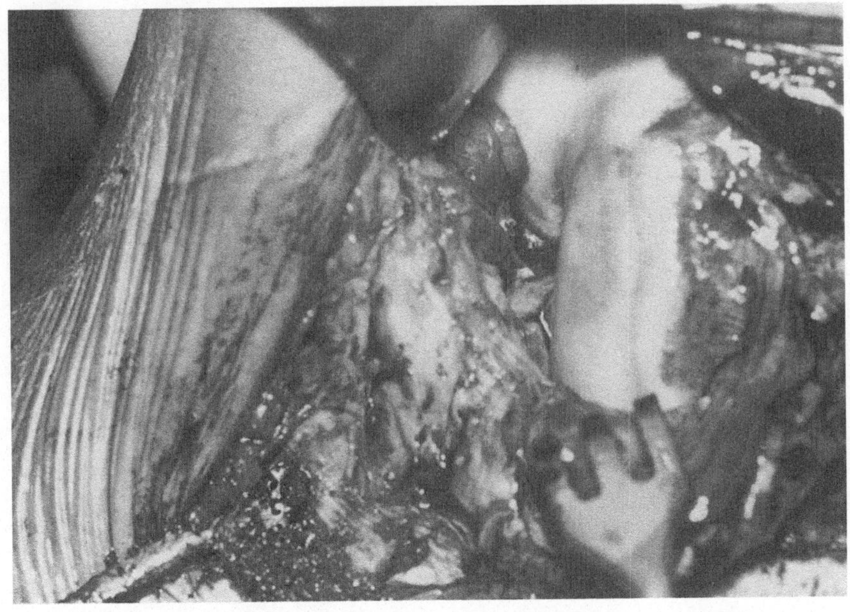

Abb. 35. Mit Fascia lata eingescheidetes Kreuzband in situ

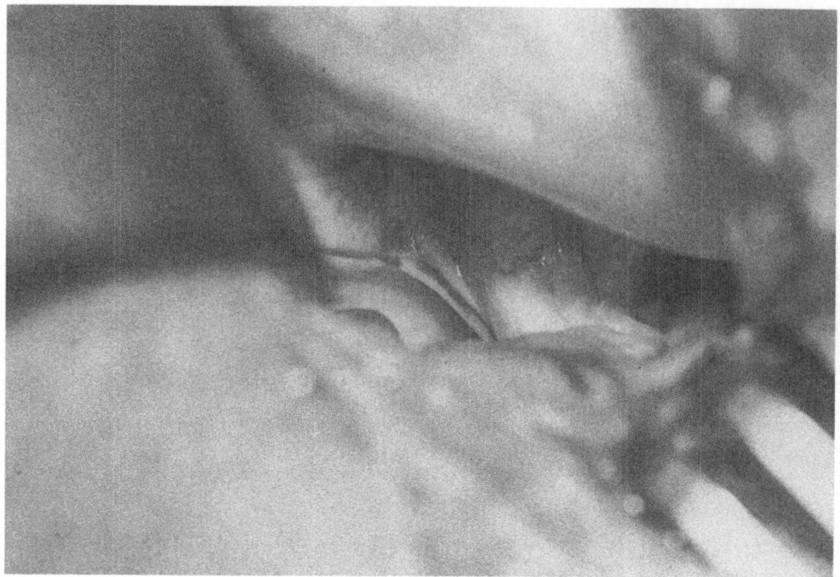

Abb. 36. Mit Fascie umscheidetes Kohlenstoffaserband 4 Monate nach dem Bandersatz anläßlich der Metallentfernung: Volle Vascularisation des Ersatzbandes, gute, straffe Führung bei stabilem Knie

2. Kohlenstoffbandersatz bei der postero-medialen Instabilität

Ersatz oder Verstärkung von hinterem Kreuzband und medialem Seitenband.

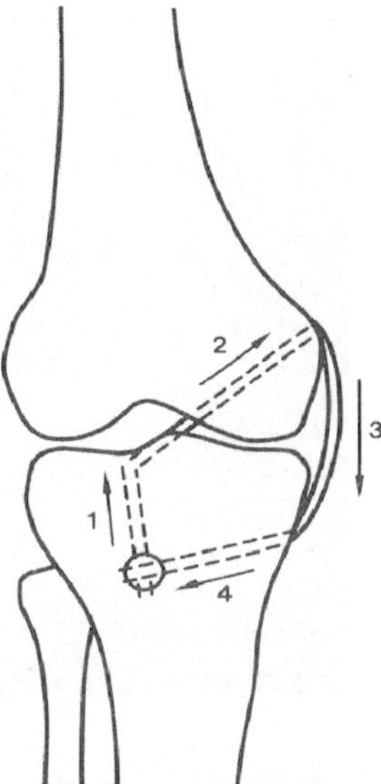

Abb. 1. Führung des Bandersatzes bei der postero-medialen Instabilität. (*1*) Knochenkanal von lateral der Tuberositas tibiae zum Ansatz des hinteren Kreuzbandes an der antero-dorsalen Tibiafläche; (*2*) Knochenkanal durch den Condylus medialis; (*3*) Verlauf des medialen Seitenbandes; (*4*) Knochenkanal vom distalen Ansatz des medialen Seitenbandes zur lateralen Tibiafläche

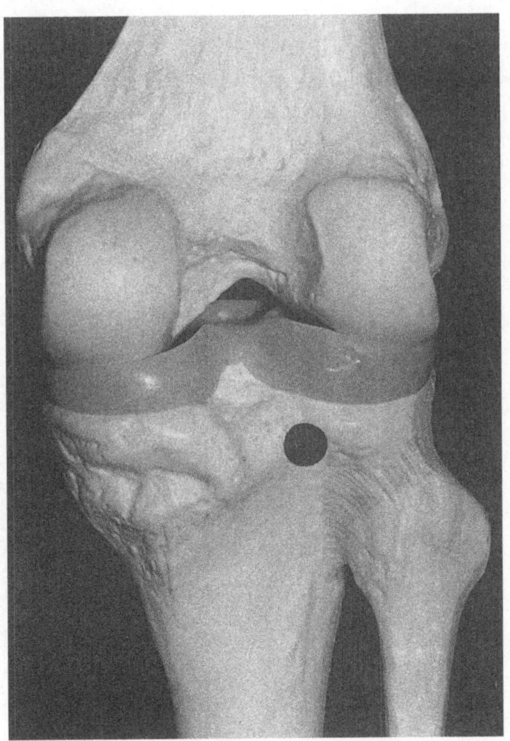

Abb. 2. Ansatz des hinteren Kreuzbandes an der dorso-lateralen Kniegelenksfläche im Bereich des Kapselbandansatzes

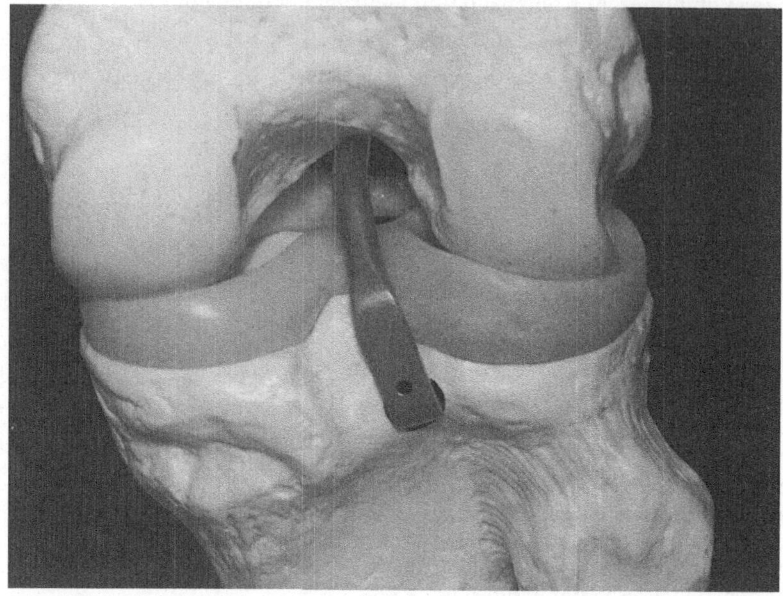

Abb. 3. Das Zielgerät von dorsal gesehen in situ, das Loch entspricht der Bohrkanalaustrittsstelle

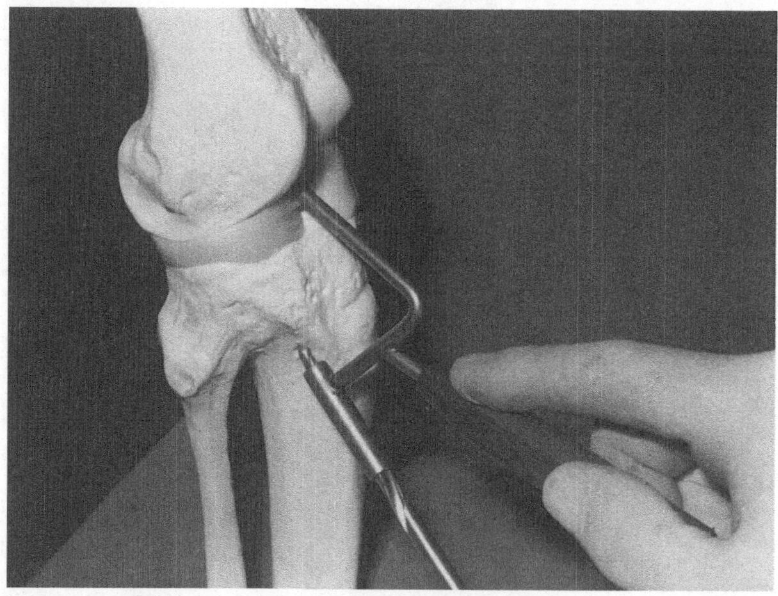

Abb. 4. Durchbohren des Tibiakopfes mit Zielführungsgerät (6 mm-Bohrer). Die Eintrittsstelle des Kanals wird abgerundet

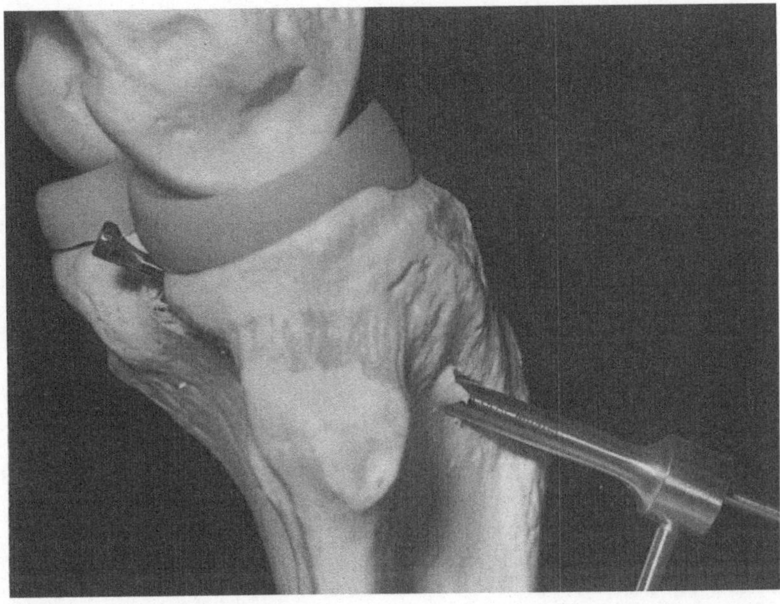

Abb. 5. Abrundung der Austrittsstelle dorsal des Knochenkanals durch den Tibiakopf mit der exzentrischen Innenfräse

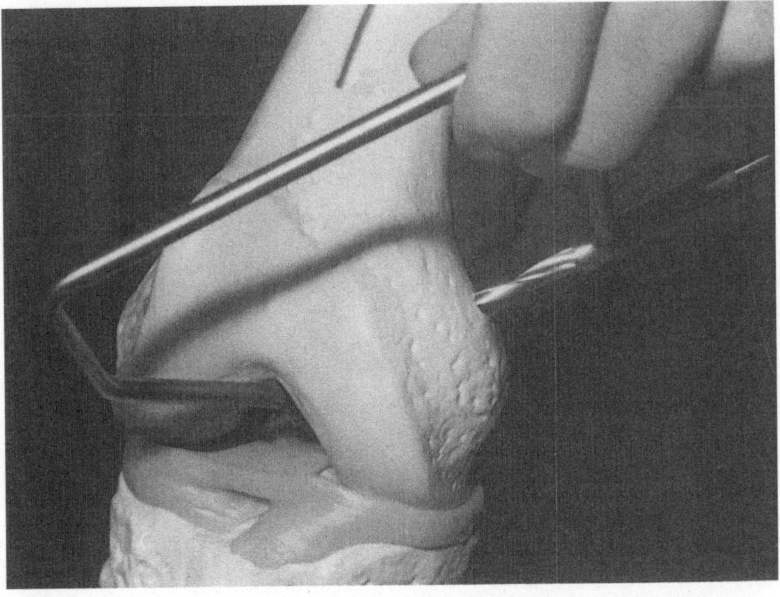

Abb. 6. Bildung des Bohrkanals durch den Femurcondylus mittels Zielgerät. Eintrittsstelle ist der proximale Bandansatz des medialen Seitenbandes

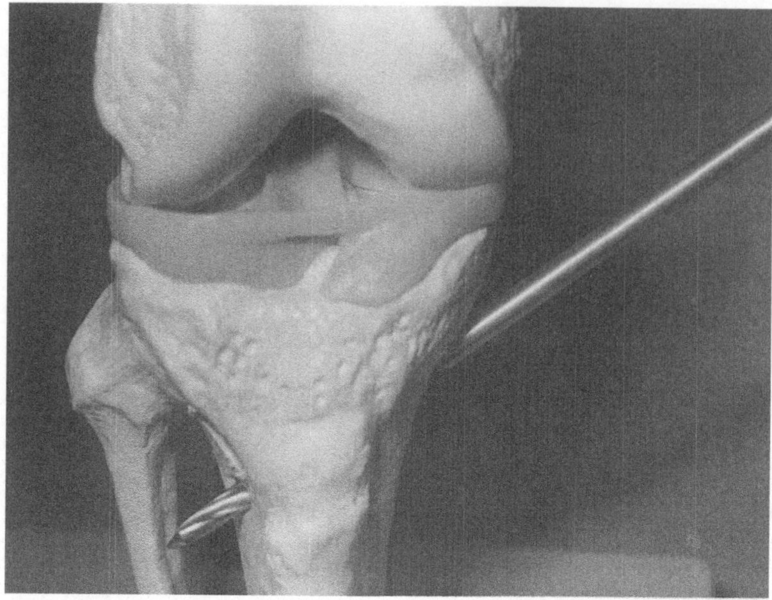

Abb. 7. Schräges Durchbohren des Tibiakopfes zur transossären Fixation des distalen Bandansatzes des medialen Seitenbandes

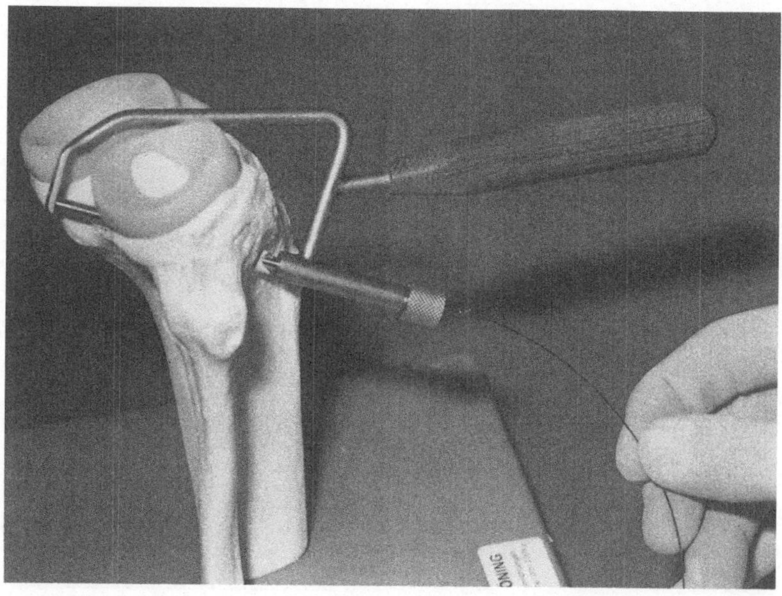

Abb. 8. Zielgerät mit Innenzylinder in situ. Der Durchzugsdraht mit Klinge an der Spitze wird durch den Hohlzylinder eingeschoben

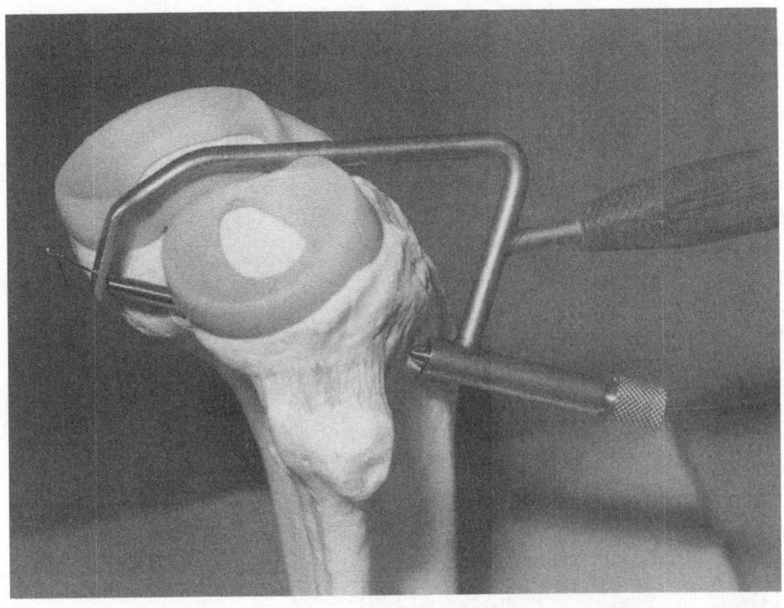

Abb. 9. Zielgerät und Führungsdraht in situ. Die Klinge an der Spitze des Führungsdrahtes verhakt sich am Zielgerät, die Innenhülse wird über dem Draht herausgezogen

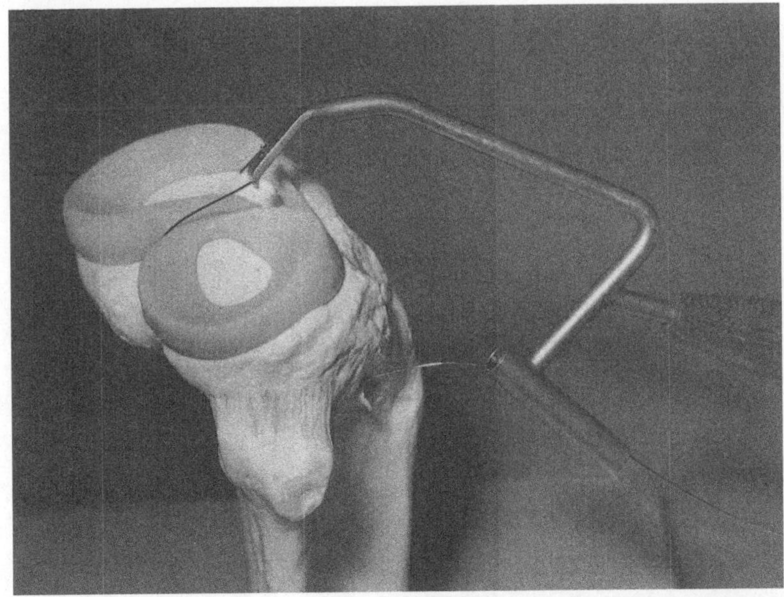

Abb. 10. Der Durchzugsdraht hat sich an der Spitze des Zielgerätes verhakt, er wird durch das Kniegelenk hindurchgezogen. Am Ende des Durchzugsdrahtes wird der Durchzugsfaden des Kohlenstoffaserbandes an einer Öse befestigt und durch das Kniegelenk gezogen

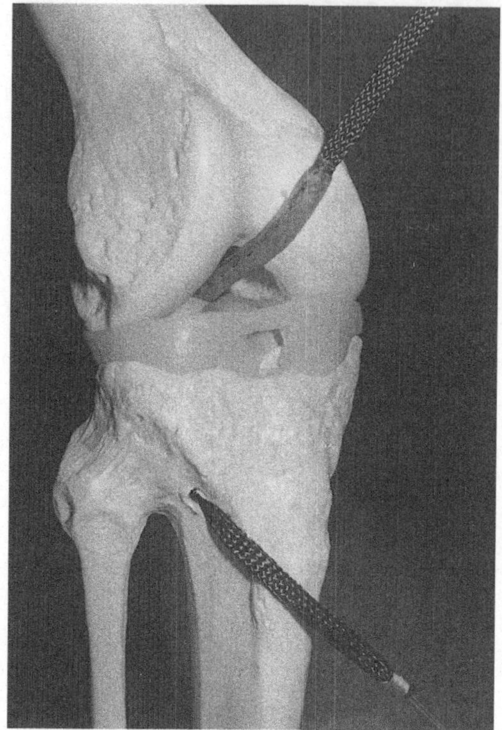

Abb. 11. Eingescheidetes Kohlenstoffaserband nach Durchzug durch den Tibiakopf.
Die eingescheidete Strecke liegt intraarticulär

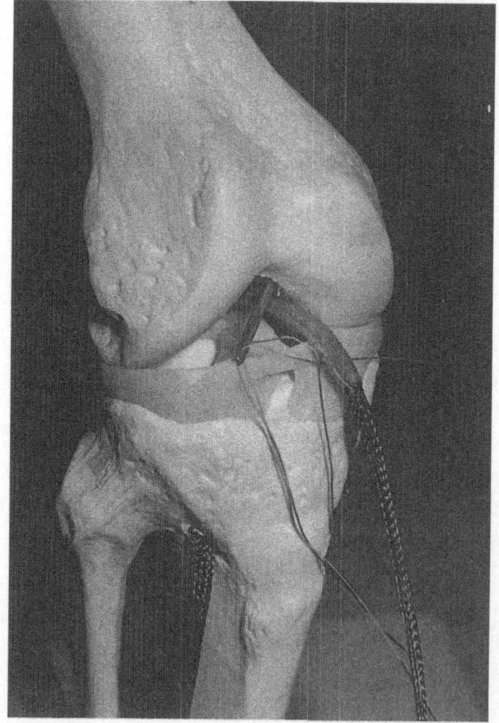

Abb. 12. Der Durchzugsfaden des Kohlenstoffaserbandes wird in die Öse der Ösensonde geführt, diese liegt im Knochenkanal
durch den Condylus

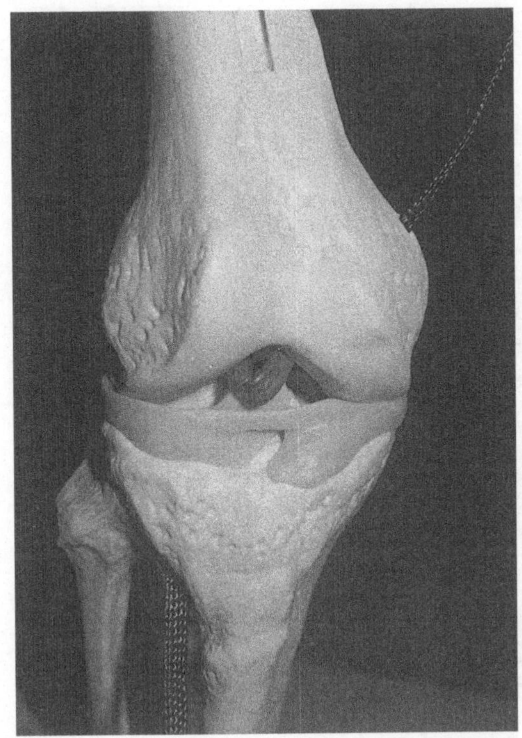

Abb. 13. Herausziehen des Fadens mit dem Kohlenstoffaserband durch den Kanal am medialen Femurcondylus

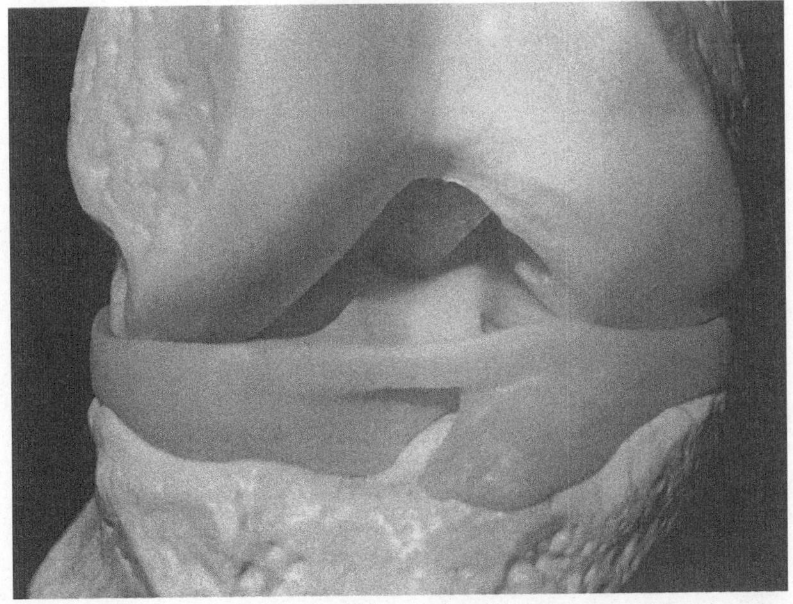

Abb. 14. Der intraarticuläre Teil des umscheideten Kohlenstoffaserbandes in situ

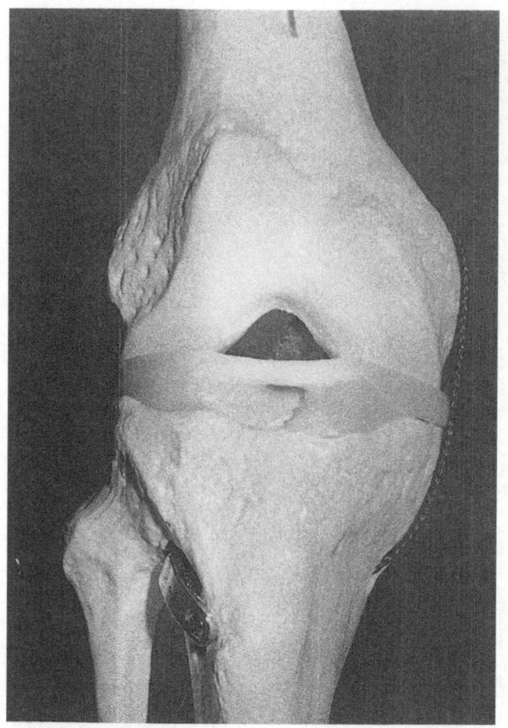

Abb. 15. In analoger Weise zum anteromedialen Ersatz wird der mediale Anteil
durch den Tibiakopf nach lateral gezogen,
hier unter Zug übereinandergelegt und
mit Krallenplatte fixiert

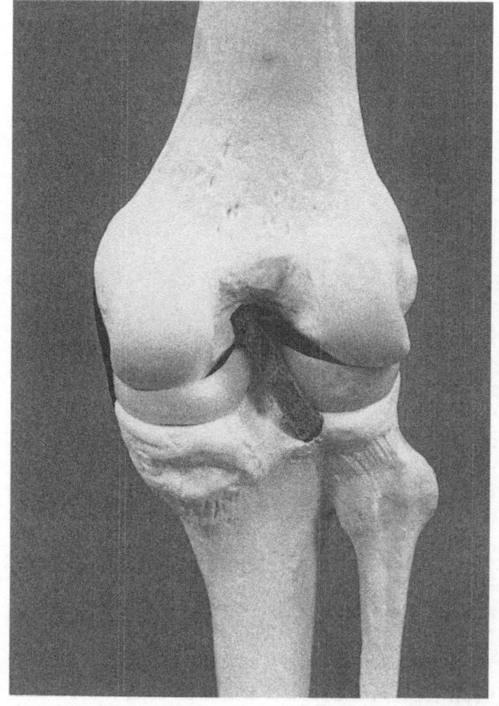

Abb. 16. Postero-medialer Bandersatz in
situ von dorsal

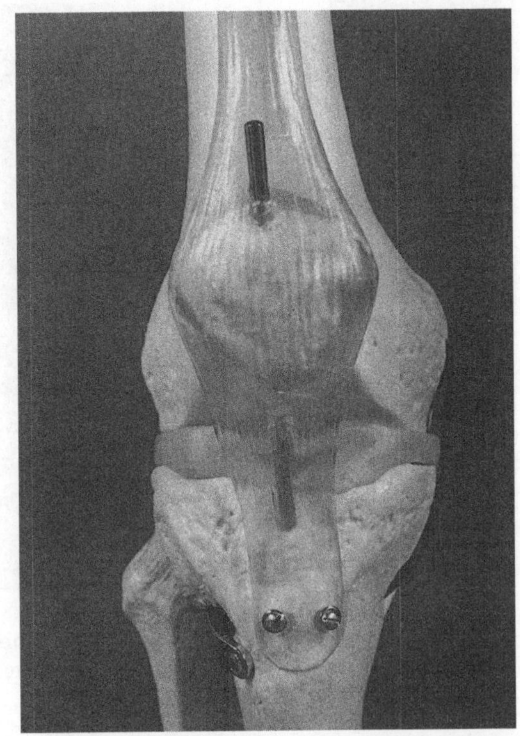

Abb. 17. Dorso-medialer Bandersatz in situ von ventral. Zur Verhinderung einer hinteren Schublade und damit Gefährdung der Bandplastik Einlegen eines Steinmann-Nagels durch die Patella in die Tuberositas tibiae

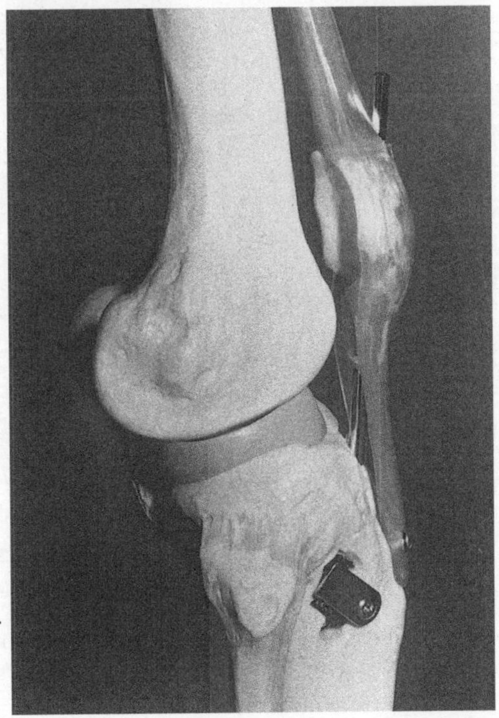

Abb. 18. Der durch die Patella in die Tuberositas eindringende Steinmann-Nagel verhindert die hintere Schublade und gestattet eingeschränkte postoperative Mobilisation

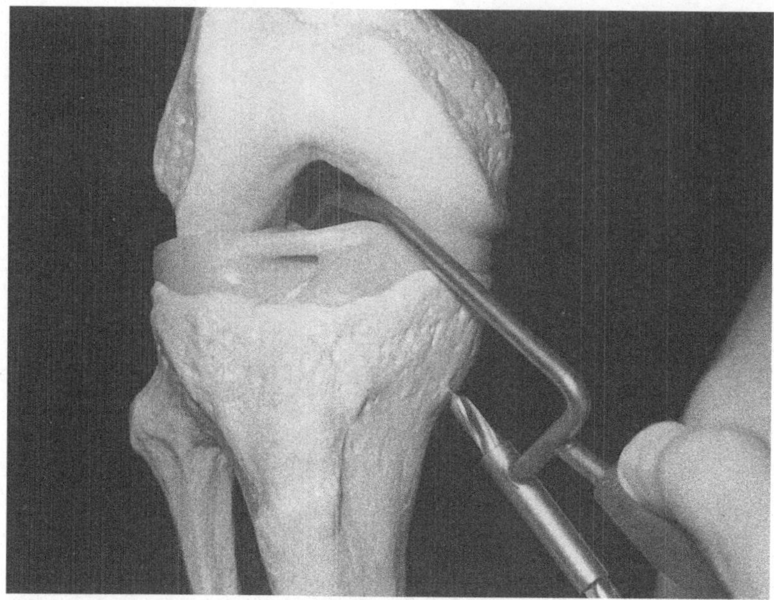

Abb. 19. Als Alternative zur lateralen Knochenkanalbildung kann diese auch von medial durchgeführt werden. Zielgerät mit 6 mm-Bohrer in situ

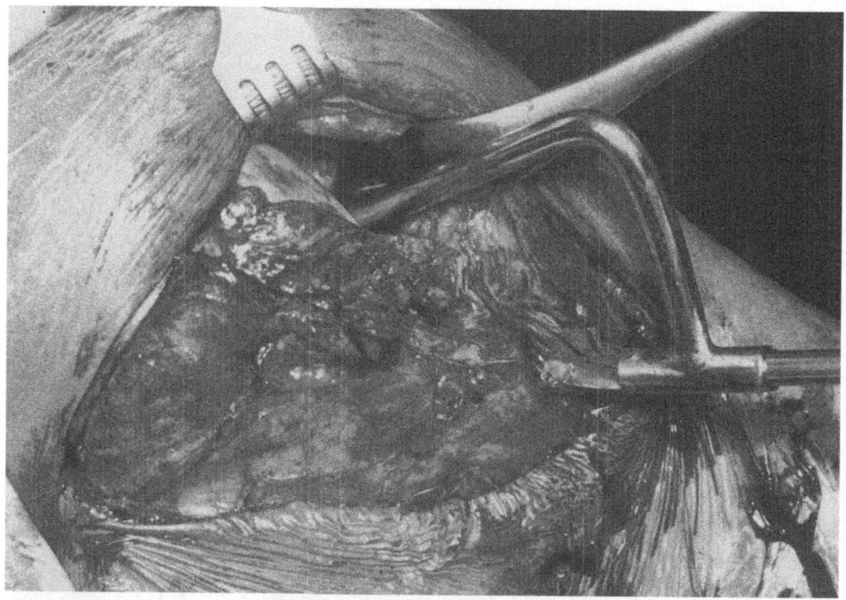

Abb. 20. Intraoperativer Situs beim hinteren Kreuzbandersatz. Zielgerät und Bohrer von medial (insbesondere beim isolierten Ersatz des hinteren Kreuzbandes)

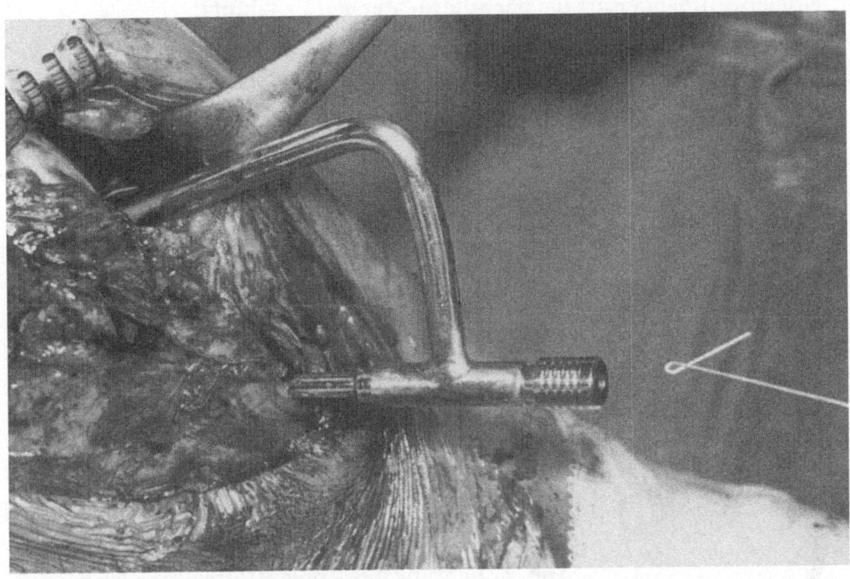

Abb. 21. Durch die Hülse Einschieben des Durchzugsdrahtes mit Schlinge

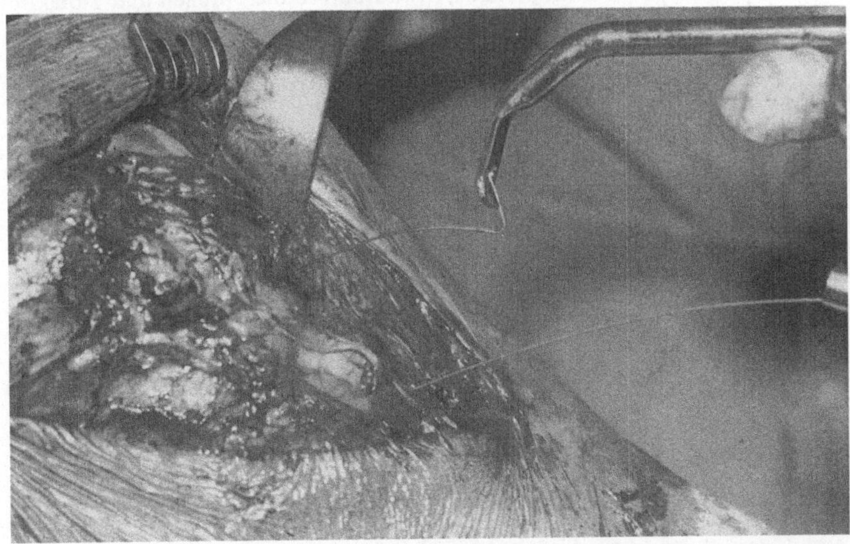

Abb. 22. Die Schlinge hat sich im Zielgerät verhakt, der Draht und das daran befestigte Kohlenstoffaserband wird durch den Knochenkanal im Tibiakopf gezogen

3. Kohlenstoffbandersatz bei der antero-lateralen Instabilität

Ersatz oder Verstärkung von vorderem Kreuzband und lateralem Seitenband.

antero-lateral

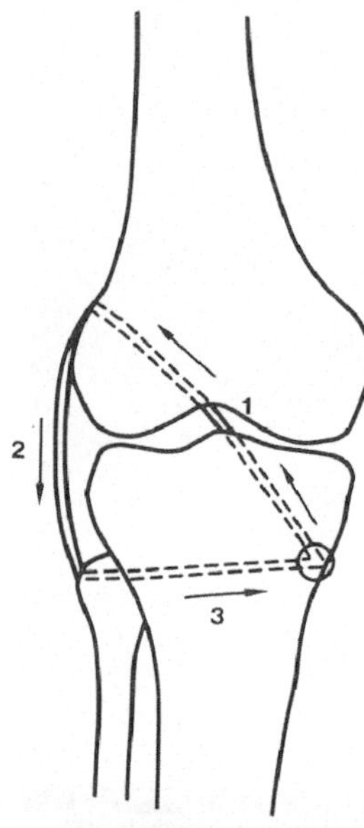

Abb. 1. Führung des Kohlenstoffaserbandes bei der antero-lateralen Instabilität. (*1*) Durchbohren des medialen Tibiakopfes von medial distal zum Ansatz des vorderen Kreuzbandes, dann durch den Condylus lateralis zum Ansatz des lateralen Seitenbandes; (*2*) Laterales Seitenband vom Condylus zur Spitze des Fibulaköpfchens; (*3*) durch Fibulaköpfchen und Tibiakopf nach medial zur Verankerung

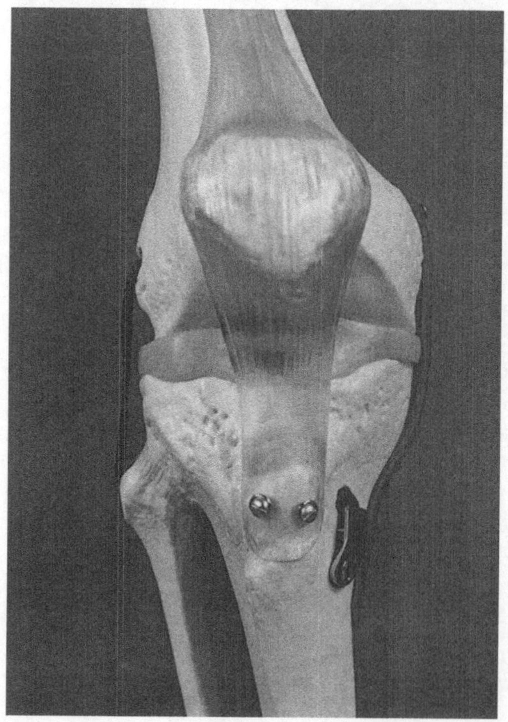

Abb. 2. Ventrale Ansicht nach Ersatz von vorderem Kreuzband und lateralem Seitenband. Die Bandenden an der medialen Tibiafläche sind mit Krallenplättchen festgehalten

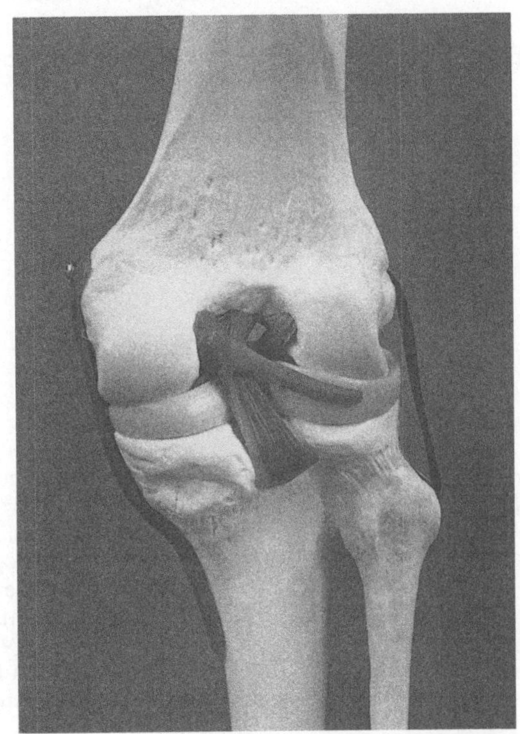

Abb. 3. Antero-medialer Bandersatz von dorsal mit eingescheidetem intraarticulären Verlauf

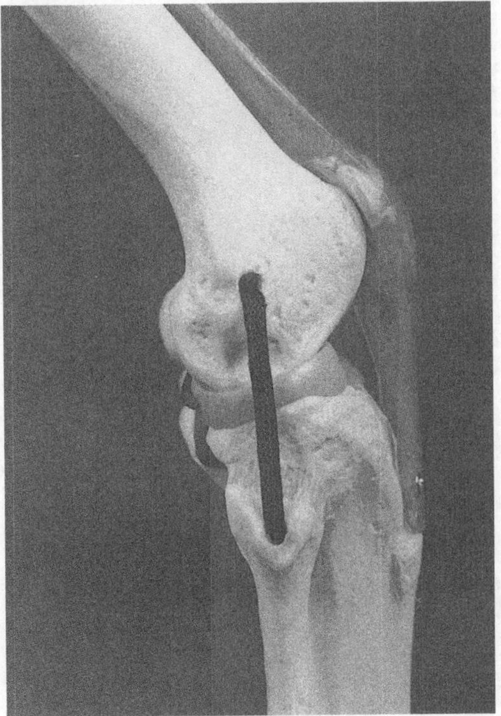

Abb. 4. Antero-lateraler Bandersatz von lateral her gesehen, das Kohlenstoffaserband entspricht hier ziemlich genau dem lateralen Seitenband in seiner Stärke

4. Kohlenstoffbandersatz bei der postero-lateralen Instabilität

Ersatz oder Verstärkung von hinterem Kreuzband und lateralem Seitenband.

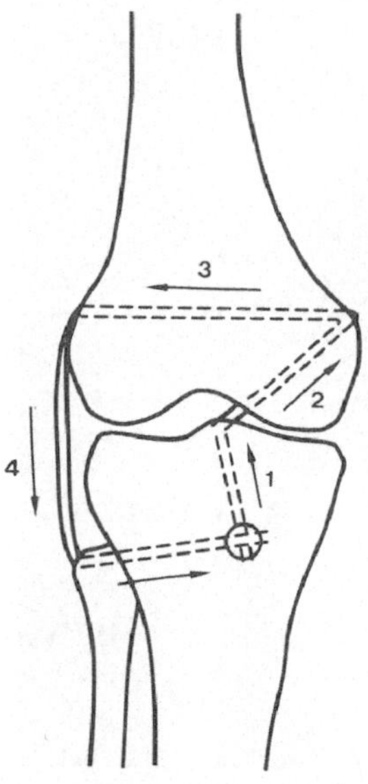

Abb. 1. Verlauf des Kohlenstoffaserbandes bei der postero-lateralen Instabilität. (*1*) Intraossärer Verlauf des Bohrkanals durch den Tibiakopf medial nach dorso-lateral; (*2*) Bohrkanal durch den medialen Condylus; (*3*) Transcondylärer Bohrkanal zum Ansatz des lateralen proximalen Seitenbandansatzes am Femurcondylus; (*4*) Freier Verlauf vom lateralen Bandansatz am Condylus zum Fibulaköpfchen; (*5*) Knochenkanal vom Fibulaköpfchen durch die Tibia nach medial zur Vereinigung und Verankerung

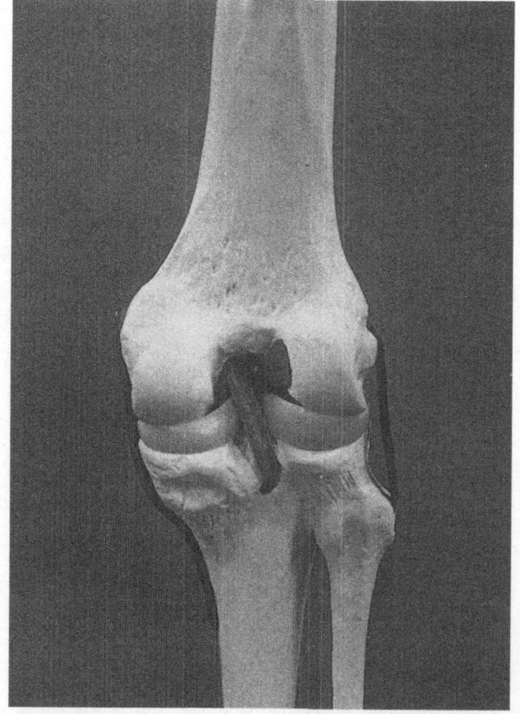

Abb. 2. Der postero-laterale Bandersatz in situ von dorsal, der eingescheidete Anteil liegt intraarticulär

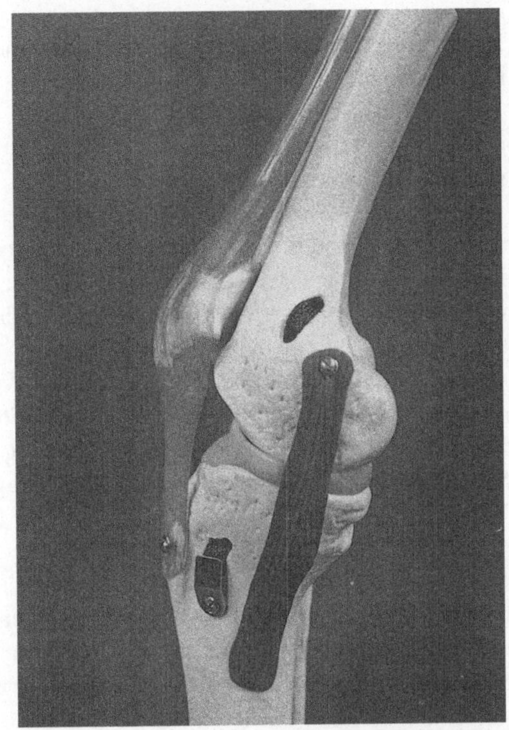

Abb. 4. Der postero-laterale Bandersatz von medial: Ein- und Austrittsstelle am distalen Femur proximal und Fixation beider Bandenden an der medialen Tibiafläche

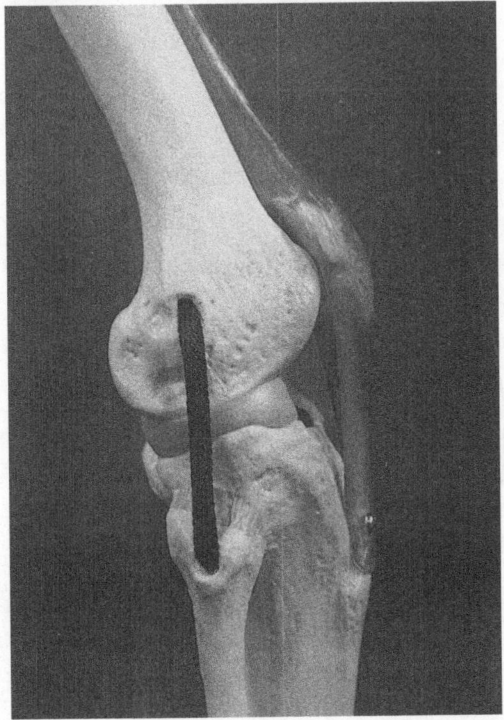

Abb. 3. Der postero-laterale Bandersatz von lateral

5. Kohlenstoffbandersatz bei einfachen Instabilitäten

Ersatz oder Verstärkung des lateralen oder medialen Seitenbandes bzw. des vorderen oder hinteren Kreuzbandes.

Wird ein Ersatz oder eine Verstärkung einer einzigen Bandstruktur für notwendig erachtet, so verwenden wir extraarticulär nicht eingescheidete, intraarticulär immer eingescheidete Kohlenstoffaserbänder.

Bei starker Zerstörung des Bandapparates durch Trauma, insbesondere bei den intraarticulären Bändern, erscheint uns eine Verstärkung der wiederhergestellten Strukturen in vielen Fällen empfehlenswert. Insbesondere im Bereiche des hinteren Kreuzbandes sehen wir doch nach primär technisch gut durchgeführten Rekonstruktionen immer wieder Fehlergebnisse.

a) Ersatz oder Verstärkung des lateralen Seitenbandes (Abb. 1, 2, 3): Das Kohlenstofffaserband entspricht in Form und Ausdehnung ziemlich genau dem ursprünglichen lateralen Seitenband, seine Verankerung erfolgt vorzugsweise transossär, als Alternative steht die Verankerung unter einer Knochenschuppe zur Diskussion (Abb. 3).

b) Ersatz oder Verstärkung des medialen Seitenbandes: Das oberflächliche und das tiefe mediale Seitenband werden durch *ein* Kohlenstoffaserband ersetzt. Die übrigen medialen und medio-dorsalen Bandstrukturen müssen dabei revidiert und rekonstruiert werden (s. Arbeit Wörsdörfer, S. 107ff), sie können aber auch durch Kohlenstoffaserfäden verstärkt werden. Diese genannten Zusatzmaßnahmen sind bei der medialen Instabilität praktisch immer erforderlich.

Abb. 1. Das Kohlenstoffaserband soll die anatomische Struktur in Länge und Verlauf kopieren. Die Fixation erfolgt proximal durch einen Knochenkanal nach medial, distal ebenso, wobei die Bohrung an der lateralen Seite des Fibulaköpfchens beginnt und am medialen Tibiakopf endet. Hier wird das Band ausgezogen und je mit einer Krallenplatte fixiert

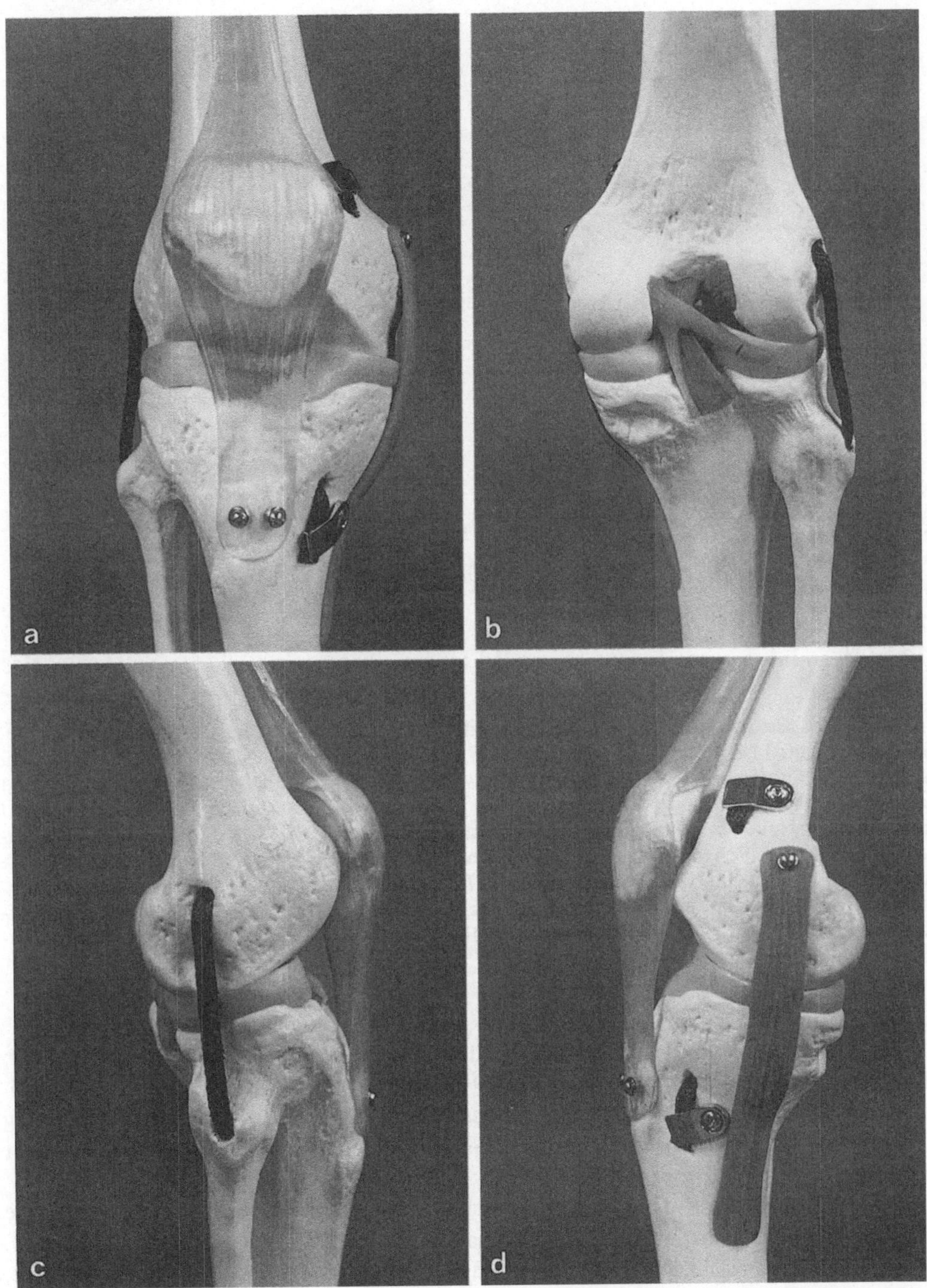

Abb. 2a–d. Verlauf und Verankerung des lateralen Seitenbandes am Modell. **a** Ansicht von ventral: Man erkennt das laterale Band, die medialseitige Verankerung der Bandenden mit Krallenplatten, **b** Ansicht von dorsal, **c** Ansicht von lateral, **d** Ansicht von medial

Ersatz des lateralen Seitenbandes mit Verankerung unter Knochenschuppe (Alternative)

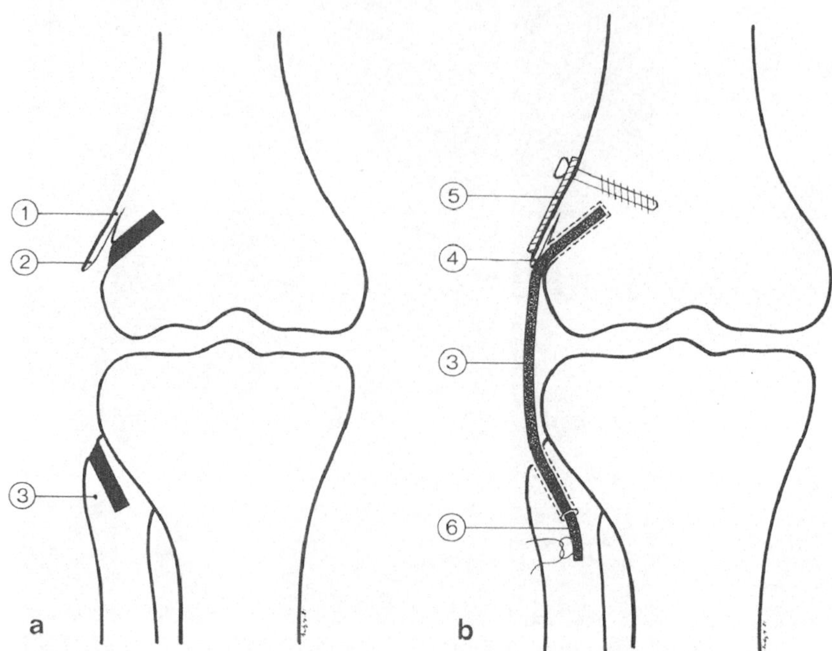

Abb. 3a, b. Ersatz des lateralen Seitenbandes mit Verankerung unter Knochenschuppe. **a** Proximal der Insertionsstelle am lateralen Condylus wird eine ca. 1 x 2 cm große Knochenschuppe herausgemeißelt (*1*), darunter ein schräg nach proximal verlaufender Bohrkanal gebohrt (*2*). Am Fibulaköpfchen erfolgt die Bohrung von lateral nach distal ventro-medial mit Austrittsstelle ca. 2 cm distal der Fibulaköpfchenspitze (*3*). **b** Das im Knochen verankerte Band im Schema: Das Band liegt am Condylus im Kanal, die Knochenschuppe ist reponiert und hält die Eintrittsstelle fest (*4*). Im Krallenplättchen (*5*) retiniert die Knochenschuppe. Das durch den Knochenkanal nach ventral distal herausgezogene Kohlenstofffaserband wird an der Fibula ins Periost vernäht. Auch hier könnte zur Fixation ein Krallenplättchen Verwendung finden

Die Verankerung des Kohlenstoffaserbandes erfolgt vorzugsweise transossär (Abb. 4, 5): Die transossäre Verankerung hat den Vorteil der Sicherheit und bringt eine erhöhte Elastizität des Bandansatzes, die demjenigen eines natürlichen Bandes nahekommt. Nachteilig ist hier die Notwendigkeit der Befestigung der Bandenden auf der lateralen Seite, was einer Erweiterung des Eingriffes gleichkommt.

Als Alternative kann die sog. Knochenschuppenverankerung durchgeführt werden, die operativ-technisch nicht einfach ist, sich aber auf die mediale Knieseite beschränkt (Abb. 6). Hierbei werden an Tibiakopf und medialem Femurcondylus Knochenschuppen gebildet, unter denen der Bohrkanal zu liegen kommt. Nach Einfügen des Kohlenstoffaserbandes wird die Schuppe zurückgeklappt und mittels Krallenplatte fixiert. Diese Art des Vorgehens bietet einen weniger sicheren dauernden Halt des Bandes im Knochen ohne kontrollierbare Spannung intraossär (Abb. 6).

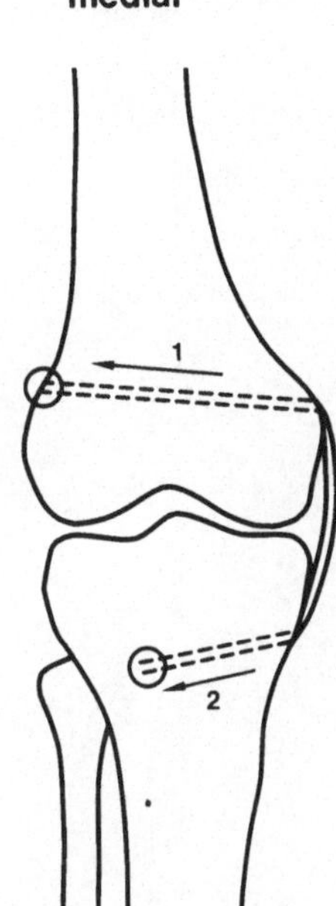

Abb. 4. Verankerung des Kohlenstoffaserbandes nach medialem Ersatz transossär: Bohrkanal durch den Condylus (*1*). Bohrkanal durch den Tibiakopf (*2*)

c) Ersatz oder Verstärkung des vorderen Kreuzbandes (Abb. 7): Ersatz oder Verstärkung eines isolierten vorderen Kreuzbandes geschehen immer durch ein eingescheidetes Kohlenstoffaserband, wobei die Einscheidung entweder durch einen gestielten Fascia lata-Lappen oder Dura vollzogen wird. Das durabeschichtete Band ist, wie mehrfach erwähnt, kommerziell erhältlich, der Arbeitsaufwand ist demnach geringer. Auf der anderen Seite bietet der distal gestielte Fascia lata-Streifen eine sichere proximale Verankerung, eine zusätzliche Fixation ist hier nicht erforderlich. Distal wird das an der medialen Tibiakopfseite austretende Kohlenstoffaserband mit einer Krallenplatte befestigt (Abb. 7b).

Verwenden wir ein mit Dura eingescheidetes Band, muß die extraossäre Verankerung vor Eintritt in den Condylenkanal ebenfalls durch eine Krallenplatte oder Vernähung des Bandes am Periost durchgeführt werden. Die distale Verankerung an der Tibia gestaltet sich wie bei der Anwendung eines Fascienstreifens.

d) Ersatz des isolierten hinteren Kreuzbandes (Abb. 8): Da für den isolierten Ersatz des hinteren Kreuzbandes kein ortsständiges Gewebe zur Verfügung steht, verwenden wir hier immer das mit Dura eingescheidete Kohlenstoffaserband. Die Technik mit dem indirekten Durchzug von ventral erscheint faszinierend und ist technisch nicht übermäßig schwierig, sie geschieht wie bei der postero-medialen Instabilität ausführlich beschrieben und bebildert, allerdings immer von der medialen Tibiafläche aus, was eine technische Erleichterung bedeutet. Die Befestigung der Kohlenstoffaserbandenden am medialen Condylus wie an der medialen Tibiafläche geschieht durch Krallenplättchen, die Bildung einer Knochenschuppe ist meist überflüssig. Auch hier wird zur Vermeidung einer hinteren Schublade ein Steinmann-Nagel durch Kniescheibe und Tuberositas tibiae eingebracht.

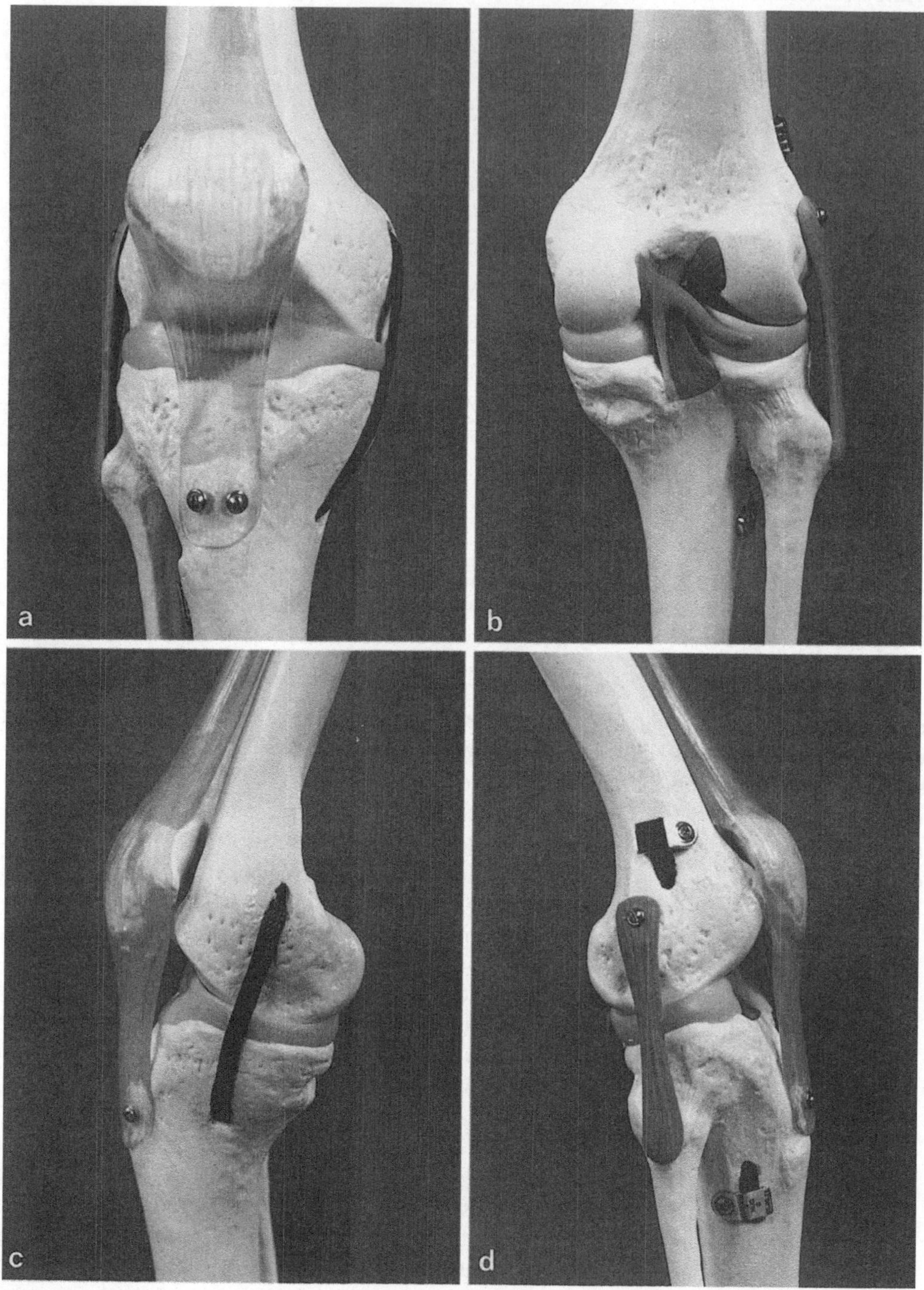

Abb. 5a–d. Das Kohlenstoffaserband medial am Präparat. **a** Ansicht von ventral. **b** Ansicht von dorsal. **c** Ansicht von medial. **d** Ansicht von lateral mit Befestigung der Bandaustrittsstellen durch Krallenplättchen

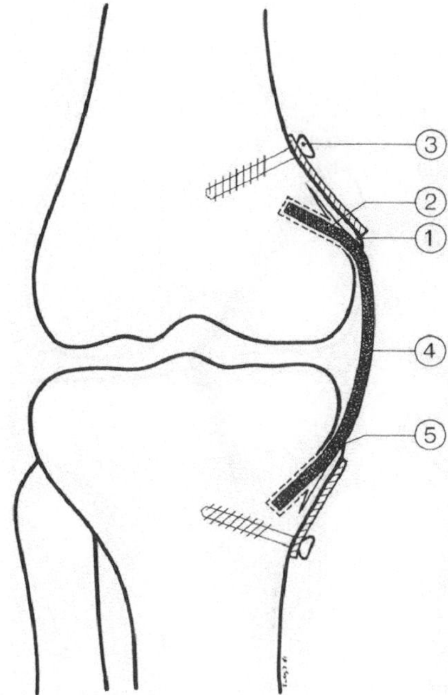

Abb. 6. Alternative zur transossären Verankerung: Verankerung des Kohlenstoffaserbandes medial unter Knochenschuppe. (1) Knochenschuppe; (2) In den Condylus eingestoßenes Band; (3) Krallenplättchen; (4) Extraarticulärer Bandverlauf; (5) Distale Knochenschuppe und -kanal

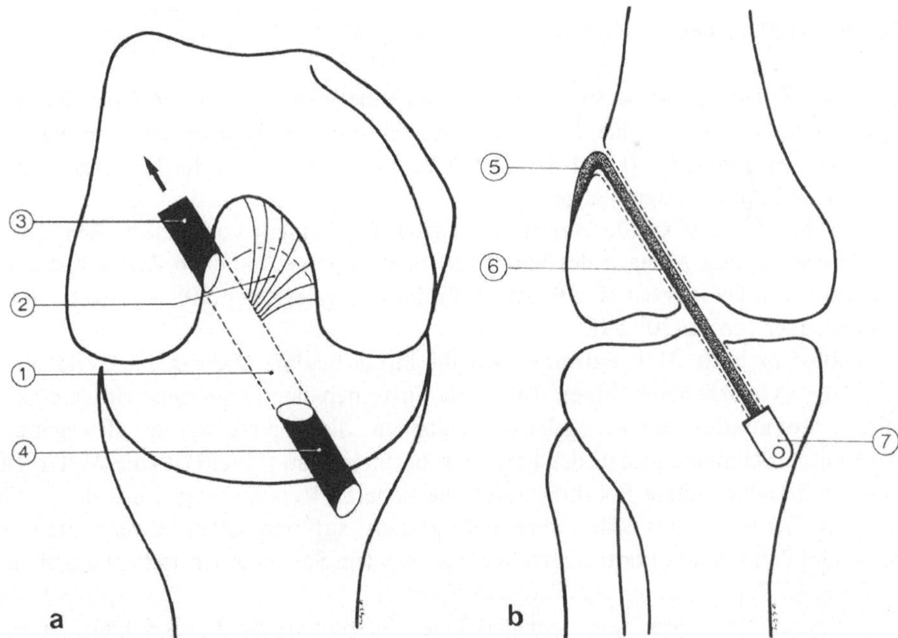

Abb. 7a, b. Isoliertes hinteres Kreuzband. a Bohrkanäle durch Femurcondylus und Tibiakopf. (1) Intraartikulärer Verlauf; (2) Hinteres Kreuzband; (3) Knochenkanal durch Condylus femoris lateralis; (4) Knochenkanal durch Tibiakopf. b Zum Ersatz des isolierten vorderen Kreuzbandes eignet sich die Einscheidung des Kohlenstoffaserbandes mit Fascia lata am besten. (5) Eintrittsstelle in den Condylus des mit Fascia lata eingescheideten Bandes; (6) Transossärer Verlauf; (7) Befestigung des C-Faserbandes am medialen Tibiakopf mit Krallenplättchen

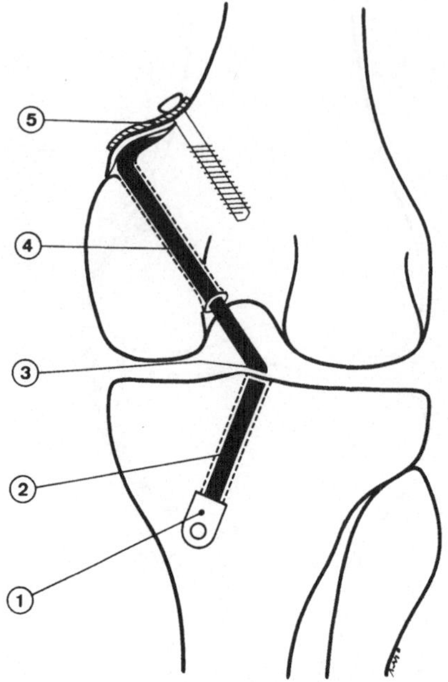

Abb. 8. Isoliertes hinteres Kreuzband. Hier verwenden wir ein mit Dura eingescheidetes Kohlenstoffaserband. Die Bohrung des Kanals durch den Tibiakopf erfolgt von medial nach proximal lateral (s. kombinierte Verfahren). (*1*) Befestigung des Bandes distal mit Krallenplättchen; (*2*) Intraossärer Verlauf am Tibiakopf; (*3*) Transarticulärer Verlauf des eingescheideten Bandes; (*4*) Intraossärer Verlauf durch den Femurcondylus; (*5*) Befestigung proximal mit Krallenplatte, evtl. unter zusätzlicher Bildung einer Knochenschuppe

Nachbehandlung bei der Bandplastik am Kniegelenk

Bei jeder Kniebandplastik mit Eröffnung des Kniegelenkes wird zur Vermeidung des postoperativen Hämatoms eine intraarticuläre chirurgische Saugdrainage eingelegt. Je nach Ausmaß des Eingriffes (Grad der Instabilität) erfolgt zudem die Drainage extraarticulär durch eine bis drei Saugdrainagen.

Vor dem Eingriff wurde bereits eine dorsale Gipsschiene vorbereitet, die nach Abschluß der Operation und Anlegen des Wundverbandes ohne zusätzlichen Zeitverlust angewickelt werden kann. Diese weist eine Beugung für das Kniegelenk von 20°, bei Ersatz des hinteren Kreuzbandes von ca. 30° auf.

Spätestens nach 24 h entfernen wir die intraarticuläre Drainage, nach 48 bis maximal 72 h die extraarticuläre. Einen Tag nach Entfernen der Drainagen wird die aktiv unterstützte Mobilisation des Kniegelenkes begonnen, die Begrenzung der Bewegungsausmaße wird durch Schmerzangaben des Patienten bestimmt. Im Prinzip ist eine Weiterbehandlung ohne zusätzliche äußere Fixation durch die sicheren Verankerungen mit der Krallenplatte möglich. Wir haben uns bisher aber nicht getraut, auf eine solche zu verzichten, sind doch bei jedem Patienten unkontrollierte Bewegungen (im Schlaf, Ausrutscher) möglich.

Nach 10 Tagen werden die Fäden entfernt und ein Bewegungs-Baycast mit Scharnieren, eine Baycast-Kniehülse oder lediglich eine abnehmbare Richards-Schiene angelegt. Die Auswahl trifft der Operateur, er allein kann seine Arbeit in Abhängigkeit vom ursprünglichen Instabilitätsgrad zuverlässig einschätzen. Es sind praktisch immer die Zusatzmaßnahmen, wie Kapselraffungen etc., die die Art der äußeren Fixation entscheidend mitbestimmen.

Die äußere Fixation verbleibt für 5 Wochen, in dieser Zeit führt der Patient unter Anleitung einer Krankengymnastin aktives Muskeltraining, vor allem der Quadricepsmuskulatur durch.

Unmittelbar nach Abnahme des fixierenden Verbandes erfolgt die Bewegungstherapie im Kniegelenk, zu Beginn unterstützt durch eine Eisbehandlung. Der Patient darf — wenn keine signifikanten Knorpelläsionen vorlagen — die Extremität nach der Entlassung aus dem Krankenhaus praktisch voll belasten.

Die Entfernung des Steinmann-Nagels bei Ersatz des hinteren Kreuzbandes geschieht unmittelbar nach Entfernung der äußeren Fixation, diejenige des Krallenplättchens zwischen 3 und 6 Monaten.

Literatur

1. Burri C, Mutschler W (1982) Das Knie. Hippokrates, Stuttgart
2. Burri C, Claes L (1983) Alloplastischer Bandersatz. Huber, Bern Stuttgart Wien
3. Jäger M, Wirth CJ (1978) Kapselbandlaesionen. Thieme, Stuttgart
4. Müller W (1982) Das Knie. Springer, Berlin Heidelberg New York

Alternative Verfahren und Zusatzmaßnahmen am instabilen Knie

O. Wörsdörfer

Die Wiederherstellung des Zentralpfeilers mit der Rekonstruktion der Kreuzbänder ist eine wichtige Maßnahme zur Stabilisierung des Kniegelenkes. Aus dieser Erkenntnis entwickelten sich eine Vielzahl von Techniken zur Rekonstruktion des vorderen Kreuzbandes. Die Erfahrungen haben allerdings gezeigt, daß in den meisten Fällen mit einer reinen bandplastischen Rekonstruktion des vorderen Kreuzbandes keine ausreichend guten Resultate erzielt werden können [4, 6, 7, 22, 23, 35, 40, 47].

So wird lediglich für die anterolaterale Rotationsinstabilität bei stabilem Innenband und bei stabiler dorsomedialer Kapselschale die alleinige Kreuzbandplastik für ausreichend befunden [27]. Mit Müller [35] sind wir der Meinung, daß zusätzlich zur vorderen Kreuzbandinsuffizienz die Synergisten, insbesondere die dorsomediale Kapselschale bei der häufigsten anteromedialen Rotationsinstabilität, rekonstruiert werden müssen. Es hat sich auch gezeigt, daß mit einer Meniscektomie auf der Innenseite eine zusätzliche Instabilität geschaffen und die anteromediale Rotationsinstabilität verstärkt wird oder erst symptomatisch werden kann [2, 15, 21, 28, 35, 45, 47]. Weitere Maßnahmen bei dem Ersatz der Zentralpfeiler sind demnach neben den plastischen Maßnahmen an den Synergisten auch die Reinsertion der Meniscen, sofern diese möglich ist, die Berücksichtigung von Knorpelschäden und letztendlich auch die Kombination von bandplastischen Maßnahmen mit Korrekturosteotomien im Bereiche des Kniegelenkes bei Varus- und Valgusfehlstellungen, insbesondere nach Frakturen im kniegelenksnahen Bereich.

1. Alternative Verfahren zur Rekonstruktion des vorderen Kreuzbandes

Aus der Vielzahl der Kreuzbandersatzplastiken lassen sich die beiden Gruppen der intra- und extraarticulären Ersatzoperationen unterscheiden. Galway [14], Losee [31], Ellison [12] schlugen eine extraarticuläre Tenodese des iliotibialen Bandes zur Korrektur der anterolateralen Rotationsinstabilität des Kniegelenkes vor. Weitere Möglichkeiten sind die extraarticulären Kreuzbandplastiken nach Cabaud [4], Wittek [46], die Lindemann-Ersatzplastik [29], der Pes anserinus Transfer nach Slocum [42], die technisch anspruchsvolleren Methoden nach Nicholas [36] und O'Donoghue [39], die extraarticuläre Kreuzbandplastik nach Hughston [22, 23] sowie die „lateral repairs" nach McIntosh [33] und Ellison [12] sowie die Umlenkplastiken des Innenbandes und des Tractus iliotibialis nach Wirth [47]. All diesen extraarticulären Plastiken kommt u.E. heute lediglich die Bedeutung von unterstützenden Maßnahmen zu und nicht mehr diejenige als alleinige Versorgungsmöglichkeit der Kniegelenksinstabilität. Die aufwendigen Operationen wie die „Five-One-Reconstruction" nach Nicholas [36] und O'Donoghue [39] sind heute zugunsten anderer, einfacherer Operationsverfahren in den Hintergrund getreten, zumal diese aufwendigen Operationen eine z.T. vollständige Skelettierung der medialen Seite des Kniegelenkes mit langwierigen Nachbehandlungen und zudem auch häufig Bewegungseinschränkungen zur Folge hatte. Außerdem sah man nicht allzu selten eine Verstärkung der vorbestehenden Instabilität aufgrund zusätzlicher Schwächung und Umstrukturierung der statischen und dynamischen Elemente des Kniegelenkes [15, 47].

Die intraarticulären Kreuzbandersatzplastiken wurden unter Anwendung verschiedener Methoden durchgeführt, Hey-Groves [19], O'Donoghue [38], Insall [24], McIntosh [34] benutzten Fascia lata-Streifen, Cho [5] die Semitendinossehne, McMasters [32] die Gracilissehne oder Collins [9], Walsh [44] und Smillie [43] den Innenmeniscus.

In den letzten Jahren hat sich der Ersatz des Kreuzbandes mittels Patellarsehne herauskristallisiert, da hiermit ein genügend kräftiges Transplantat mit zuverlässigen Verankerungsmöglichkeiten im Knochen zur Verfügung steht. Entscheidend für Erfolg und Funktionsdauer des intraarticulären vorderen Kreuzbandersatzes ist die korrekte Lage des Transplantates und die sichere Verankerung. Kreuzbandplastiken mittels Patellarsehne wurden u.a. von Jones [25], Eriksson [13] und Brückner [3] beschrieben. In neuester Zeit werden die Kreuzbandplastiken unter Verwendung eines Hoffa-gestielten und damit durchbluteten Patellarsehnenstreifens empfohlen. Diese Operationstechniken wurden von Clancy [6, 7] sowie Paulos [40], Lambert [26] und Noyes [37] beschrieben.

Der Ersatz des vorderen Kreuzbandes durch das Kohlenstoffaserband ist in den vorhergehenden Kapiteln beschrieben und diskutiert.

2. Alternative Verfahren zur Rekonstruktion des hinteren Kreuzbandes

Als alternativer Ersatz des hinteren Kreuzbandes zu den alloplastischen Materialien kann die Augustin-Plastik (zit. nach [35]) als palliative Operation erwähnt werden, welche nach Müller [35] bei mittelschweren hinteren Instabilitäten immer noch eine gewisse Berechtigung hat, sowie die von Müller [35] entwickelte hintere Kreuzbandplastik mittels eines Streifens aus der Quadricepssehne und dem Ligamentum patellae. Die bisherigen Resultate sind nach Angaben des Autors noch nicht ermutigend.

Gute Ergebnisse werden von Clancy [8] bei Ersatz des hinteren Kreuzbandes mit einem freien Patellarsehnentransplantat erwähnt. Hierbei wird die Patellarsehne mit einem Knochenstück aus der Patella und aus der Tuberositas tibiae durch den Tibiakopf und durch den medialen Femurcondylus jeweils an den Ansatzpunkten der hinteren Kreuzbänder gezogen und knöchern im Tibiakopf und im Femurcondylus verankert.

3. Zusatzmaßnahmen beim intraarticulären Kreuzbandersatz

Erweiterungsplastik der Fossa intercondylica

Das chronisch instabile Kniegelenk weist nicht selten Osteophyten im Bereich des Kniegelenkes und der intercondylären Region auf. Diese können bei Belassung die intercondyläre Grube so weit einengen, daß der intraarticuläre Kreuzbandersatz bei Bewegungen, insbesondere bei der vollen Streckung, zwischen den osteophytären Randzacken abgequetscht wird oder sich an diesen in kürzester Zeit durchscheuert. Beim Durchzug der Ersatzplastiken, dies gilt sowohl für alloplastische Materialien wie auch für das Ligamentum patellae, ist darauf zu achten, daß die Osteophyten entfernt werden und die intercondyläre Grube erweitert wird. Unter Sicht sollte das Kniegelenk dann vollends gestreckt werden, um sich zu vergewissern, daß keinerlei Randzacken mehr vorhanden sind, welche ein Durchscheuern oder Abklemmen der Bandplastik zur Folge haben könnten.

Synoviale Deckung des Kreuzbandersatzes

Es sollte darauf geachtet werden, daß sowohl der Ligamentum patellae-Ersatz der Kreuzbänder als auch die eingescheideten alloplastischen Materialien mit vorhandener Synovia oder Hoffa-Gewebe gedeckt werden. Dies bringt die Möglichkeit der Revascularisierung des Ligamentum patellae-Bandes oder bei alloplastischen Materialien der Bildung eines brauchbaren „vitalisierten" Ersatzbandes. Unter allen Umständen sollten noch vorhandene Kreuzbandreste mit in den Kreuzbandersatz einbezogen werden [35].

Meniscusrefixation (Abb. 1)

Der Innenmeniscus besitzt eine Bedeutung sowohl für die rotatorische Stabilisierung des Kniegelenkes als auch für die Bremsung der vorderen Subluxationstendenz der Tibia bei fehlendem vorderen Kreuzband [47]. Durch Meniscektomie kann die Instabilität des Kniegelenkes verstärkt werden oder eine gut kompensierte Instabilität dekompensiert werden [2, 15, 21, 35, 45, 47].

Unter diesen Gesichtspunkten ist die Rekonstruktion eines erhaltungsfähigen Meniscus unter allen Umständen durchzuführen, da einmal die Ergebnisse nach operativer Versorgung veralteter anteromedialer Knieinstabilitäten bei erhaltenem Meniscus besser sind als nach Innenmeniscusentfernung [47] und zum anderen veraltete, periphere Längsrisse des Meniscus mit gutem Erfolg fixiert werden können [1, 10, 16, 17, 47].

Bei den weniger häufigen Querrissen sowie beim Korbhenkelriß ist eine Resektion des Meniscus unumgänglich. Es sollte jedoch beim Korbhenkelriß lediglich der Korbhenkel und bei Querrissen oder lappenförmigen Einrissen lediglich der eingerissene Teil unter Belassung einer möglichst breiten Randleiste reseziert werden.

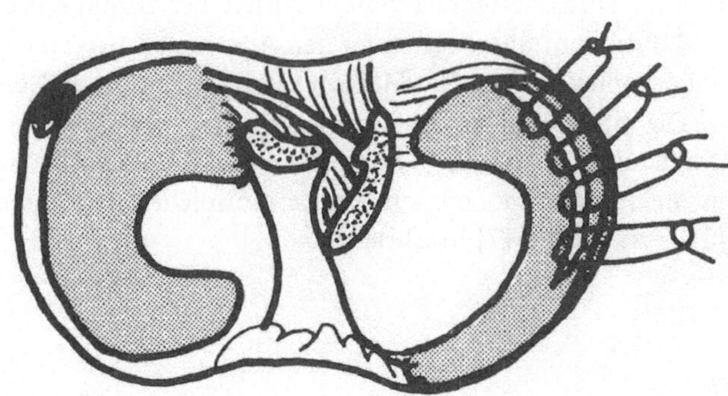

Abb. 1. Refixation eines peripheren Meniscusrisses an die dorsomediale Kapselschale

110

Knorpelschäden

Die chronische Instabilität führt einerseits zu einem Knorpelschaden, andererseits kann auch ein erheblicher Knorpelschaden das Ergebnis einer bandplastischen Stabilisierung negativ beeinflussen und zwar dann, wenn sich dieser nicht mehr erholen kann. In nahezu allen Fällen mit chronischen Kniegelenksinstabilitäten findet man mehr oder weniger stark ausgeprägte Knorpelschädigungen. Therapeutische Maßnahmen sind die Entfernung von freien Gelenkkörpern, von scherenden Osteophyten, die Glättung von Kanten sowie das Ausstanzen der Knorpelulcera und Anbohren des subchondralen Knochens bei fehlendem Knorpelüberzug. Durch dieses Anbohren bildet sich ein in den meisten Fällen tauglicher Ersatzfaserknorpel [41]. Bei ausgedehnten Knorpeldefekten, welche den Bewegungsablauf durch Einhängen und Verkanten stören, ist eine Knorpel-Knochentransplantation zu diskutieren [18, 35]. In der postoperativen Weiterbehandlung ist darauf zu achten, daß gerade Kniegelenke mit Knorpelschädigungen und rekonstruktiven Maßnahmen am Knorpel nur kurzfristig oder überhaupt nicht immobilisiert werden. Mit der frühfunktionellen Behandlung nach rekonstruktiven Maßnahmen bei Knorpelschäden lassen sich bessere Gleitfähigkeiten und eine bessere Bildung von Ersatzfaserknorpel induzieren.

4. Rekonstruktive Zusatzmaßnahmen der dorsomedialen Kapsel und des medialen Seitenbandapparates

Bei der häufigsten anteromedialen ratotorischen Kniegelenksinstabilität ist die alleinige bandplastische Rekonstruktion des vorderen Kreuzbandes zur Stabilisierung des Kniegelenkes nicht ausreichend. Der häufig desinserierte Meniscus sowie die ausgelockerten oder abgerissenen meniscofemoralen und meniscotibialen Aufhängebänder müssen rekonstruiert werden. Es empfiehlt sich diese Insuffizienz der meniscotibialen Bandverbindung nach Anfrischung des Knochens an der tibialen Umschlagfalte transossär durch Straffung zu beseitigen [35].

Im Bereich des Semimembransosuseckes findet man, sofern nicht bereits schon mehrere rekonstruktive Eingriffe abgelaufen sind, in der Regel genügend ortsständiges Material, um vor allem das hintere schräge Kapselband zu rekonstruieren. Dieses stellt den wichtigsten Stabilisator der Rotationsschublade dar. Lassen sich die alten Rupturen noch erkennen, so ist mit Nähten eine Wiederherstellung des wichtigsten Bandes zu erreichen. Bei völliger narbiger Veränderung der hinteren femorotibialen Verbindung gibt Müller [35] die Rekonstruktion des hinteren schrägen Kapselbandes mit Anteilen der Semimembranosussehne an. Hierbei wird aus dem hinteren Anteil der Semimembranosussehne ein Teil herausgelöst und nach ventral-cranial unter den Ansatz des proximalen Seitenbandes an das Tuberculum adductorium fixiert. Der Meniscus läßt sich an dieses Neoligament annähen.

Die Straffung der dorsomedialen Kapselschale bei der globalen Instabilität läßt sich durch eine proximale Verlagerung und Ventralversetzung am Femurcondylus nach Abmeißelung der knöchernen Insertion erreichen. Die Operationstechniken werden bei Müller [35] und Wirth [47] beschrieben.

Rekonstruktion des medialen Seitenbandes

Bei Verwendung von alloplastischem Material (Kohlenstoffaser) wird das mediale Seitenband durch Integration des Kohlenstoffaserbandes in noch vorhandene Seitenbandreste rekonstruiert. Die Technik ist in den vorigen Kapiteln beschrieben.

Die tiefen Schichten des Seitenbandes mit den kurzen Fasern lassen sich mit dem in die oberflächlichen Schichten eingenähten alloplastischen Material nicht vollständig rekonstruieren. Als Zusatzmaßnahme empfehlen wir die Proximalverlagerung der tiefen Schicht mit Auszugsnähten durch den proximalen Seitenbandansatz. Nach Rekonstruktion des Semimembranosuseckes ist auf die richtige Anspannung der Semimembranosussehne am tibialen Ansatz zu achten. Ist bei Rekonstruktion des Semimembranosuseckes und des Seitenbandes der Ansatz der Sehne an der Tibia zu locker, kann mit nichtresorbierbaren Fäden die Semimembranosussehne nach ventral in Richtung Tuberositas tibiae entlang ihrem Verlauf an den Ligamentum patellae-Ansatz gespannt werden. Diese Verlagerung der Semimembranosussehne wird von Hughston [20, 22] und Müller [35] empfohlen. Wirth [4] dagegen empfiehlt bei der Rekonstruktion des Seitenbandapparates die Umlenkung des Innenbandes durch Überführen des tibialen Anteiles der Semimembranosussehne. Dabei wird der tibiale Anteil der Semimembranosussehne ossär gelöst und über das Innenband wieder refixiert. Hierzu ist allerdings ein straffes Seitenband erforderlich und diese OP-Technik ist nur für die mediale Rekonstruktion der anteromedialen rotatorischen Instabilität Grad 2 geeignet. Bei der anteromedialen Instabilität Grad 3 ist neben der Straffung der dorsomedialen Kapselschale die Proximalversetzung des gesamten Innenbandapparates nach Abmeißelung des Tuberculum adductorium zu empfehlen [47].

5. Laterale Zusatzmaßnahmen bei der anteromedialen Instabilität

Nach Rekonstruktion des Seitenbandkomplexes, des Semimembranosuseckes und Rekonstruktion des vorderen Kreuzbandes mit alloplastischem Material oder mit Ligamentum patellae-Ersatz, ist bei der anteromedialen rotatorischen Kniegelenksinstabilität Grad 3 auch lateral eine Verstärkungs- und Unterstützungsplastik für das vordere Kreuzband zu empfehlen [4, 6, 7, 35, 40, 47].

Zur lateralen Verstärkungsplastik werden verschiedene Möglichkeiten angegeben, Hughston [23] empfiehlt das Anheften eines dorsalen Tractus iliotibialis-Anteiles an das Septum intermusculare, Clancy [6, 7] gibt für die Rekonstruktion einen dynamischen Muskeltransfer mit der Bicepssehne an: Die Biceps femoris-Sehne wird unter das fibulare Seitenband gezogen und unterhalb und lateral des Tuberculum Gerdy fixiert. Wirth [47] empfiehlt die laterale Tractopexie durch Anschrauben eines 1 cm breiten Tractusstreifens an die angefrischte Femurcorticalis und Umlenkung der oberflächlichen Tractusschicht durch Überführen des Außenbandes über den Tractusanteil. Müller [35] empfiehlt die anterolaterale femorotibiale Rekonstruktion mit einem faserparallelen Tractus iliotibialis-Streifen des dorsalen Tractusanteiles, wobei auch dieser, in seiner Kontinuität nicht durchtrennte Tractusanteil nach Bestimmung der Isometriestelle mit 2 Schrauben mit gezackter Unterlagsscheibe an die Linea aspera der Lateralseite des Femurs fixiert werden. Darüber wird der Tractus iliotibialis vernäht.

6. Rekonstruktive Zusatzmaßnahmen bei posterolateraler Instabilität

Bei der posterolateralen Rotationsschublade ist die alleinige Rekonstruktion des hinteren Kreuzbandpfeilers nicht erfolgversprechend, da die Rotationsschublade dadurch nicht ausreichend behoben werden kann. In den häufigsten Fällen sind Verstärkungs- oder Ersatzplastiken für die Popliteussehne, Rekonstruktion des Ligamentum arcuatum-Komplex, des meniscotibialen Aufhängebandes und die Rekonstruktion des Ligamentum collaterale laterale erforderlich.

Zur Rekonstruktion des Popliteuseckes mit der Popliteussehne als kräftigstem Stabilisator eignen sich der Popliteus-Bypass aus alloplastischem Material (z.B. Kohlenstofffaserband) sowie Ersatzplastiken aus dem Tractus iliotibialis oder aus der Bicepssehne. Bei anterolateraler Rekonstruktion mit der Tractopexie nach Müller [35] kann eine Popliteus-Rekonstruktion aus dem Tractus nicht vorgenommen werden, hier empfiehlt er die Verwendung der Bicepssehne.

Der Ligamentum arcuatum-Komplex läßt sich durch Ablösen mit einer Knochenschuppe nach proximal an die Condylenwange fixieren. Die Rekonstruktion des Ligamentum collaterale laterale wird in diesem Heft mit dem alloplastischen Material beschrieben, als Alternative soll der Bandersatz mittels eines gestielten Streifens aus der Bicepssehne erwähnt werden. Hierbei bleibt die Bicepssehne am Fibulaköpfchen gestielt und wird proximal am Femurcondylus fixiert. Bei der globalen hinteren Instabilität ist neben den lateralen Rekonstruktionen die Rekonstruktion des hinteren Kreuzbandes und die Rekonstruktion der dorsomedialen Kapselecke erforderlich.

Zusammenfassung der Zusatzmaßnahmen

Bei der anteromedialen rotatorischen Kniegelenksinstabilität Grad 2 und Grad 3 genügt die alleinige Rekonstruktion des vorderen Kreuzbandes nicht. Als Zusatzmaßnahmen können empfohlen werden:

1. Rekonstruktion des Semimembranosuseckes durch direkte Naht oder Proximalverlagerung mit Knochenschuppe.
2. Bei fehlendem Material Ersatzplastik des hinteren schrägen Kapselbandes durch einen Teil der Semimembranosussehne.
3. Rekonstruktion der tiefen Schichten des medialen Seitenbandes durch Auszugsnähte nach proximal.
4. Proximalverlagerung des medialen Seitenbandes.
5. Bei lockerer Semimembranosussehne die Ventral-Distalverlagerung im natürlichen Verlauf des tibialen Armes der Semimembranosussehne.
6. Rekonstruktion der meniscotibialen Aufhängebänder durch transossäre Tibiaauszugsnähte.
7. Refixation des Innenmeniscus.
8. Laterale Zusatzmaßnahmen bei Instabilität Grad 2 und 3 immer zu empfehlen, auch bei alloplastischem Ersatz: anterolaterale femorotibiale Rekonstruktion durch Tractopexie.

Zusatzmaßnahmen bei der posterolateralen Instabilität

1. Rekonstruktion des Popliteuseckes durch Ersatzplastik der Popliteussehne aus dem Tractus iliotibialis oder aus der Bicepssehne oder
2. Popliteusbypass mit alloplastischem Material (Kohlenstoffaserband).
3. Transtibiale Auszugsnähte der posterolateralen Kapsel und Refixation des lateralen Meniscus.
4. Proximalverlagerung des Ligamentum arcuatum-Komplex an den Femurcondylus.
5. Ersatz des lateralen Seitenbandes durch Proximalverlagerung mit gestieltem Streifen aus der Bicepssehne oder Ersatzplastik mit alloplastischem Material.
6. Bei der globalen hinteren Insuffizienz ist neben der Rekonstruktion der Popliteusecke und des lateralen Seitenbandes die Rekonstruktion des hinteren Kreuzbandes und medialseits die Rekonstruktion der dorsomedialen Kapselschale erforderlich.

Rekonstruktion der relativen Bandinsuffizienz durch intraligamentäre Tibia-Osteotomie

Nach Meniscektomien oder medialen oder lateralen Tibiakopfimpressionsfrakturen kann es durch Absinken des Plateaus auf der entsprechenden Seite zu einer relativen Bandinstabilität kommen. In den meisten Fällen handelt es sich um eine gerade Seiteninstabilität ohne Rotationsinstabilität. Diese relative Bandinsuffizienz kann jedoch mit einer rotatorischen Instabilität und einer Kreuzbandinsuffizienz kombiniert sein.

Bei den geraden Instabilitäten aufgrund eines Absinkens des Tibiaplateaus lassen sich mit der intraligamentären Anhebeosteotomie neben der Korrektur der Fehlstellung eine gute Stabilisierung des gelockerten Bandapparates erreichen (Abb. 2). Durch das Anheben des Tibiaplateaus wird die interligamentäre Distanz erweitert und somit der nichtgeschädigte sondern nur relativ zu lange Bandapparat wieder gestrafft [11, 30].

Eine weitere Indikation zur intraligamentären Umstellung sind relative Bandinstabilitäten, wie sie nach Meniscektomien bei intaktem vorderen Kreuzband und fehlender anteromedialer Instabilität vorkommen (Abb. 3).

Bei der Varus- oder Valgusfehlstellung aufgrund einer kniegelenksnahen Fraktur in Kombination mit einer anteromedialen oder anterolateralen Instabilität empfehlen wir ebenfalls die intraligamentäre Anhebeosteotomie in Kombination mit dem Kreuzbandersatz. Durch die Anhebeosteotomie, insbesondere bei der anteromedialen Instabiliät mit bereits vorausgegangener Meniscektomie und beginnender Varusgonarthrose, lassen sich einmal die Achsen am Kniegelenk bis 10° korrigieren, zum anderen wird ein Teil des Seitenbandkomplexes gespannt, so daß knöcherne Abmeißelungen und Proximalverlagerungen hierbei entfallen können. Unumgänglich ist jedoch auch in solchen Fällen die Rekonstruktion des vorderen Kreuzbandes (Abb. 4).

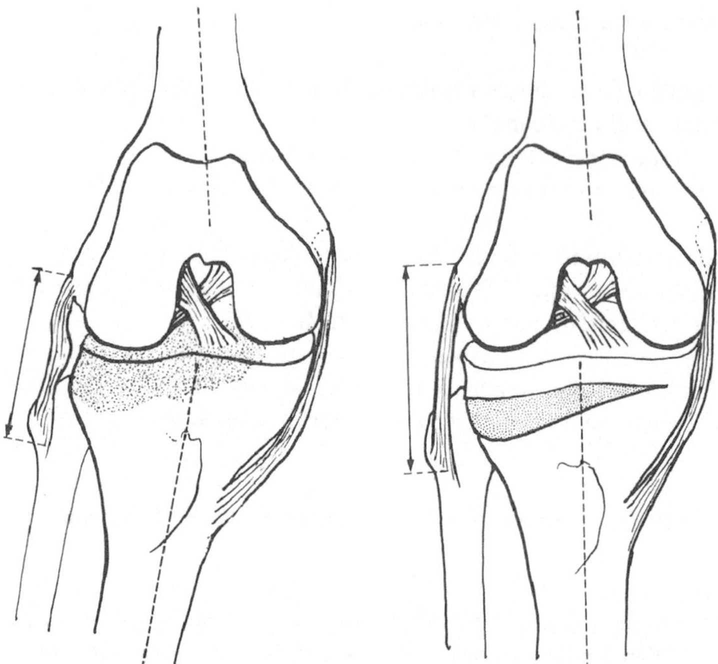

Abb. 2. Relative laterale Seitenbandinstabilität bei eingesunkenem Tibiaplateau nach Fraktur. Aufklappen und Stabilisieren mit einem Span

Schlußfolgerung

Mit der alleinigen Rekonstruktion der Zentralpfeiler (vorderes, hinteres Kreuzband) lassen sich bei den komplexen anteromedialen, anterolateralen oder posterolateralen Kniegelenksinstabilitäten keine ausreichenden Ergebnisse erzielen. Dabei ist es zunächst unerheblich, ob für die Rekonstruktion der Kreuzbänder alloplastische Materialien oder körpereigene Materialien verwendet werden. Es sind eine Reihe von Zusatzmaßnahmen zur Rekonstruktion der peripheren Bandstrukturen erforderlich:

Für die anteromediale Rotationsinstabilität empfiehlt sich neben der Rekonstruktion des vorderen Kreuzbandes auch die der dorsomedialen Kapsel und des Semimembranosus-Eckes sowie eine zusätzliche Verstärkungsplastik der lateralen Seite durch eine Tractopexie. Bei der globalen hinteren Insuffizienz genügt die alleinige Rekonstruktion des hinteren Kreuzbandes nicht, hierzu soll neben der lateralen Rekonstruktion auch die dorsomediale Kapselecke rekonstruiert werden.

Die seitengeraden relativen Bandinstabilitäten aufgrund von Meniscektomien oder Frakturen im Kniegelenksbereich mit Absinken des Tibiaplateaus, lassen sich mit der intraligamentären Anhebeosteotomie achsenkorrigierend beheben. Zusätzliche anteromediale oder anterolaterale Rotationsinstabilitäten können unter Rekonstruktion des Zentralpfeilers mit alloplastischem Material stabilisiert werden. Bei der intraligamentären Anhebeosteotomie verringern sich die notwendigen rekonstruktiven Eingriffe an den peripheren Kapselbandstrukturen.

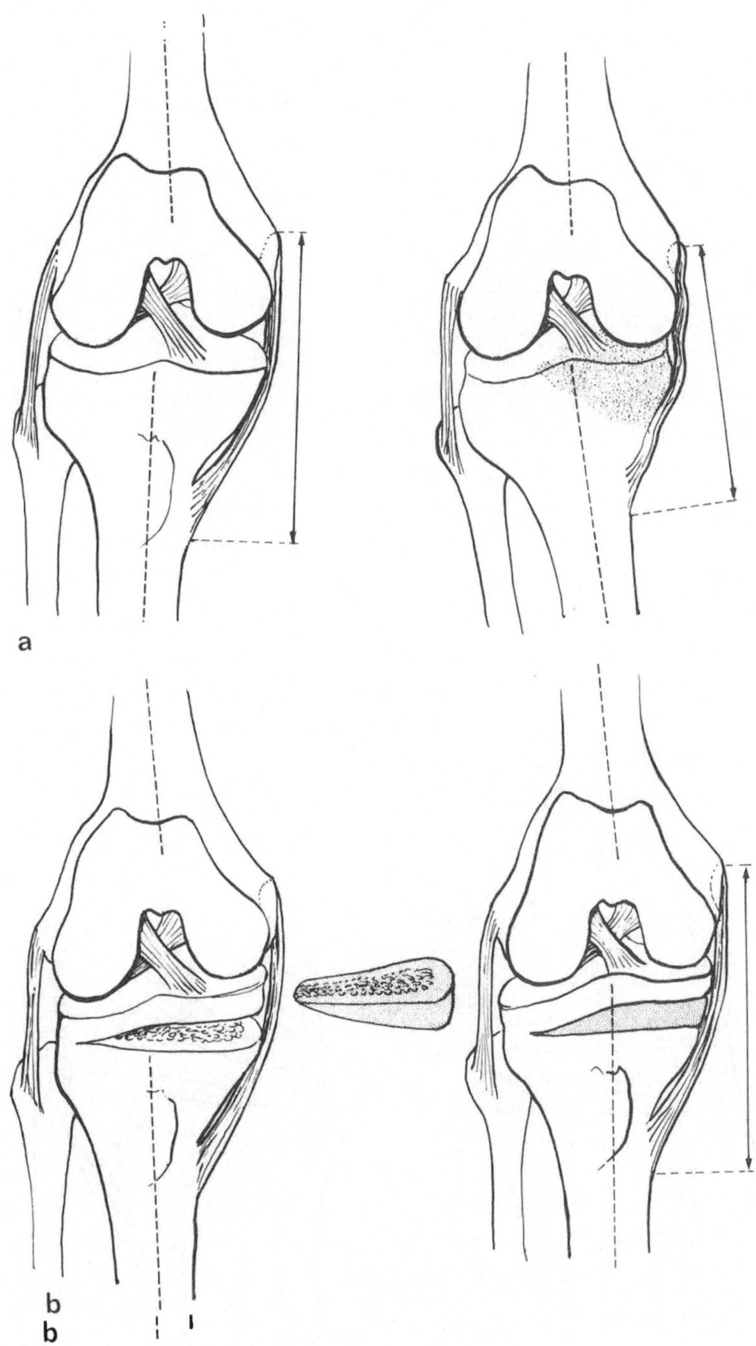

Abb. 3. a Relative mediale gerade Seitenbandinstabilität bei eingesunkenem Tibiaplateau oder Varusstellung nach Meniscektomie. **b** Intraligamentäre Anhebeosteotomie und Einbringen eines Spans bis zur straffen medialen Bandführung

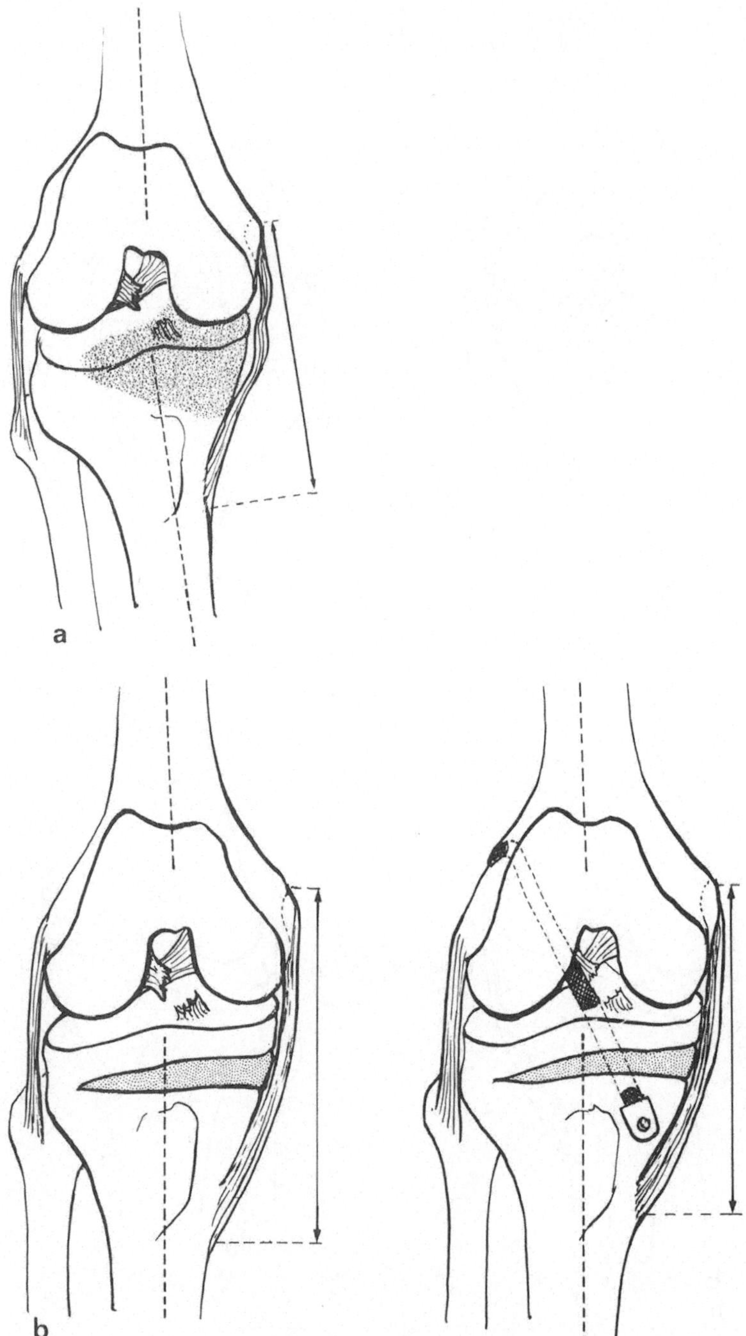

Abb. 4. a Relative mediale Seitenbandinstabilität bei Varusstellung oder eingesunkenem Plateau und Verlust des vorderen Kreuzbandes. **b** Intraligamentäre Aufrichtung und alloplastischer Bandersatz des vorderen Kreuzbandes

Meniscusläsionen erfordern die Refixation, wenn immer dies möglich ist. Wenn meniscektomiert werden muß, dann unter möglichst sparsamer Resektion und Belassung eines breiten Randsaumes.

Knorpelschäden im Kniegelenk sind bei nicht stark ausgeprägter Arthrose keine Kontraindikation zur kniegelenksstabilisierenden Therapie. Frei flottierende Knorpelanteile werden entfernt, rauhe Flächen abradiert, Knorpeldefekte angebohrt, größere Knorpeldefekte können mit Knorpeltransplantaten gedeckt werden.

Eine wichtige Zusatzmaßnahme beim intraarticulären Kreuzbandersatz ist die Erweiterungsplastik der intercondylären Grube und Resektion von Osteophyten, über die sich das Transplantat abquetschen oder durchscheuern kann. Der intraarticuläre Kreuzbandersatz sollte unter Verwendung noch vorhandener ortsständiger Kreuzbandreste mit Synovia gedeckt werden.

Literatur

1. Barber FA, Stone RG (1985) Meniscal Repair: An Arthroscopic Technique. J Bone Joint Surg 67-B:39
2. Bargar WL, Moreland JR, Markolf KL, Shoemaker SC, Amstutz HC, Grant TT (1980) In vivo Stability of Postmeniscectomy Knees. Clin Orthop 150:247
3. Brückner H (1966) Eine neue Methode der Kreuzbandplastik. Chirurg 37:413
4. Cabaud HE, Feagin JA, Rodkey WG (1980) Acute Anterior Cruciate Ligament Injury and Augmented Repair. Amer J Sports Med 8:395
5. Cho KO (1975) Reconstruction of the Anterior Cruciate Ligament by Semitendinosus Tenodesis. J Bone Joint Surg 57-A:608
6. Clancy WG, Nelson DA, Reider B, Narechania RG (1982) Anterior Cruciate Reconstruction using One-Third of the Patellar Ligament, Augmented by Extra-articular Tendon Transfer. J Bone Joint Surg 64-A:352
7. Clancy WG (1983) Anterior Cruciate Ligament Functional Instability: A Static Intraarticular and Dynamic Extra-articular Procedure. Clin Orthop 172:102
8. Clancy WG, Shelbourne KD, Zoellner GB, Keene JS, Reider B, Rosenberg TD (1983) Treatment of Knee Joint Instability Secondary to Rupture of the Posterior Cruciate Ligament. J Bone Joint Surg 65-A:310
9. Collins RH, Hughston JC, DeHaven KE, Bergfield JA, Evarts CM (1974) The Meniscus as a Cruciate Ligament Substitute. Amer J Sports Med 2:11
10. DeHaven KE (1981) Peripheral Meniscus Repair. An Alternative to Meniscectomy. J Bone Joint Surg 63-B:463
11. Dolanc B (1975) Die Behandlung des instabilen Kniegelenkes durch die intraligamentäre Tibia-Osteotomie. In: Hefte Unfallheilkd 125. Springer, Berlin Heidelberg New York
12. Ellison AE (1979) Distal Iliotibial-Band Transfer for Anterolateral Rotatory Instability of the Knee. J Bone Joint Surg 61-A:330
13. Erikson E, Nordberg L (1977) Diagnosis, Treatment and Rehabilitation of Old Injuries of the Anterior Cruciate Ligament. In: Chapchal G (ed) Injuries of the Ligaments and Their Repair. Thieme, Stuttgart
14. Galway RD, Beaupre A, McIntosh DL (1972) Pivot shift: A clinical sign of anterior cruciate insufficiency. J Bone Joint Surg 54-B:763
15. Gudde P, Wagenknecht R (1973) Untersuchungsergebnisse bei 50 Patienten 10–12 Jahre nach der Innenmeniskusoperation bei gleichzeitig vorliegender Ruptur des vorderen Kreuzbandes. Z Orthop 111:369
16. Hamberg P, Gillquist J, Lysholm J (1983) Suture of New and Old Peripheral Meniscus Tears. J Bone Joint Surg 65-A:193

118

17. Heatley FW (1980) The Meniscus — can it be repaired? An experimental investigation in rabbits. J Bone Joint Surg 62-B:397
18. Helbing G (1984) Chondrozytentransplantation. In: Hefte Unfallheilkd 163. Springer, Berlin Heidelberg New York, p 327
19. HeyGroves EW (1919) The Crucial Ligaments of the Knee Joint: Their Function, Rupture and the Operative Treatment of the Same. Brit J Surg 7:505
20. Hughston JC, Eilers AF (1973) The Role of the Posterior Oblique Ligament in Repairs of Acute Medical (Collateral) Ligament Tears of the Knee. J Bone Joint Surg 55-A:923
21. Hughston JC (1975) A Simple Meniscectomy. J Sports Med 3:179
22. Hughston JC, Andrews JR, Cross MJ, Moschi A (1976) Classification of Knee Ligament Instabilities. Part I. The Medial Compartment and Cruciate Ligament. J Bone Joint Surg 58-A:159
23. Hughston JC, Andrews JR, Cross MJ, Moschi A (1976) Classification of Knee Ligament Instabilities. Part II. The Lateral Compartment. J Bone Joint Surg 58-A:173
24. Insall J, Joseph DM, Aglietti P, Campbell RD (1981) Bone-Block Iliotibial-Band Transfer for Anterior Cruciate Insufficiency. J Bone Joint Surg 63-A:560
25. Jones KG (1970) Reconstruction of the Anterior Cruciate Ligament using the Central One-Third of the Patellar Ligament. J Bone Joint Surg 52-A:1302
26. Lambert KL (1983) Vascularized Patellar Tendon Graft with Rigid Internal Fixation for Anterior Cruciate Ligament Insufficiency. Clin Orthop 172:85
27. Larson RL (1983) The Knee — The Physiological Joint. J Bone Joint Surg 65-A:143
28. Levy JM, Torzilli PA, Warren RF (1982) The Effect of Medial Meniscectomy on Anterior-Posterior Motion of the Knee. J Bone Joint Surg 64-A:883
29. Lindemann K (1950) Über den plastischen Ersatz der Kreuzbänder durch gestielte Sehnenverpflanzungen. Z Orthop 79:316
30. Lob G, Burri C, Urbanski A, Rüter A (1984) Indikation und Ergebnisse der intraligamentären Umstellung nach Tibiakopffrakturen. In: Hefte Unfallheilkd 164. Springer, Berlin Heidelberg New York, p 721
31. Losee RE, Johnson TR, Southwick WO (1978) Anterior Subluxation of the Lateral Tibial Plateau. J Bone Joint Surg 60-A:1015
32. McMasters JH, Weinert CR, Scranton P (1974) Diagnosis and Management of Isolated Anterior Cruciate Ligament Tears. A Preliminary Report on Reconstruction with the Gracilis Tendon. J Trauma 14:230
33. McIntosh DL, Darby TA (1976) Lateral Substitution Reconstruction. J Bone Joint Surg 58-B:142
34. McIntosh DL, Tregonning RJA (1977) A Follow-Up Study and Evaluation of the „over the top" Repair of Acute Tears of the Anterior Cruciate Ligament. J Bone Joint Surg 59-B:511
35. Müller W (1982) Das Knie — Form, Funktion und ligamentäre Wiederherstellung. Springer, Berlin Heidelberg New York
36. Nicholas JA (1973) The Five-One Reconstruction for Anteromedial Instability of the Knee. J Bone Joint Surg 55-A:899
37. Noyes FR, Butler DL, Paulos LE, Grood ES (1983) Intra-articular Cruciate Reconstruction Perspectives on Graft Strength, Vascularization and Immediate Motion after Replacement. Clin Orthop 172:71
38. O'Donoghue DH (1963) A Method for Replacement of the Anterior Cruciate Ligament of the Knee. J Bone Joint Surg 45-A:905
39. O'Donoghue DH (1973) Reconstruction for Medial Instability of the Knee. J Bone Joint Surg 55-A:941
40. Paulos LE, Butler DL, Noyes FR, Grood ES (1983) Intra-articular Cruciate Reconstruction. Replacement with Vascularized Patellar Tendon. Clin Orthop 172:78
41. Pridie KD (1959) A Method of Resurfacing Osteoarthritic Knee Joints. J Bone Joint Surg 41-B:618
42. Slocum DB, Larson RL (1968) Pes anserinus Transplantation. J Bone Joint Surg 50-A:226

43. Smillie IS (1978) Injuries of the Knee Joint. Ed. 5. Churchill Livingstone, Edinburgh
44. Walsh JJ (1972) Meniscal Reconstruction of the Anterior Cruciate Ligament. Clin Orthop 89:171
45. Wang CJ, Walker PS (1973) The Effects of Flexion and Rotation on the Length Patterns of the Ligament of the Knee. J Biomech 6:587
46. Wittek A (1935) Kreuzbandersatz aus dem Lig. patellae. Schweiz Med Wschr 65:103
47. Wirth CJ, Jäger M, Kolb M (1984) Die komplexe vordere Knie-Instabilität. Thieme, Stuttgart New York

Ergebnisse nach Kohlenstoffaser-Bandplastiken der Kreuzbänder am Kniegelenk

R. Neugebauer, H. Kiefer und M. Seling

Der Ersatz oder die Verstärkung von Kreuzbändern am Kniegelenk gestaltet sich, unabhängig vom angewandten Material, aufwendiger und schwieriger als derjenige des übrigen Bandapparates. Insbesondere das hintere Kreuzband ist von seinen Ursprungs- und Ansatzstellen her schwer zugänglich, hier hat die indirekte Technik, wie sie ursprünglich von Strover [2] angegeben wurde, eine entscheidende Vereinfachung gebracht.

Wir haben aus den genannten Gründen unsere Patienten, die innerhalb einer bestimmten Zeitspanne mit Ersatz von Kreuzbändern behandelt wurden, im Mittel von 27,1 Monate nachkontrolliert. Die Zahl der Patienten betrug 112, nachuntersucht werden konnten davon 96, was über 85% bedeutet.

In diesem Kollektiv fanden sich 76 Männer und 20 Frauen, das Durchschnittsalter lag bei 30,5 Jahren (Minimum 17, Maximum 58 Jahre) (Tabelle 1).

Dabei wurden zwei unterschiedliche Einscheidungen der Kreuzbänder verwendet, nämlich der gestielte Fascienstreifen und homologe lyophilisierte Dura.

Die Gesamtzahl der ersetzten Bänder, unter Einbezug von Komplexinstabilitäten, lag bei 153 (Tabelle 2).

Lediglich bei 18 Patienten mußte nur ein isoliertes Kreuzband ersetzt werden (18,6% des Krankengutes), und zwar jeweils bei je 9 das vordere resp. das hintere Kreuzband (Tabelle 3).

Kombinationen des vorderen Kreuzbandes mit medialem Seitenband, lateralem Seitenband, interligamentärer Valgisationsosteotomie, interligamentärer Valgisationsosteotomie

Tabelle 1

Patientenzahl	112
nachuntersucht	96
männlich	76
weiblich	20
Alter	30,5
	(17–58 Jahre)

Tabelle 2. Anzahl der ersetzten Bänder (96 Pat.)

Fascie	Dura	Gesamt
77	76	153

122

Tabelle 3. Isolierter Kreuzbandersatz

	Fascie	Dura	Gesamt
VKB	8	1	9
HKB	2	7	9
Gesamt	10	8	18 (18,6%)

und medialem Seitenband, interligamentäre Valgisationsosteotomie und lateralem Seitenband, mit hinterem Kreuzband und lateralem Seitenband sowie hinterem Kreuzband und medialem Seitenband und lateralem Seitenband, waren in insgesamt 64 Fällen zu behandeln (Tabelle 4).

Die Tabelle 5 zeigt die entsprechenden Kombinationen vom hinteren Kreuzband.

Bei der Nachkontrolle interessierten uns vorwiegend die subjektive Beurteilung durch den Patienten, die erreichte Stabilität, das objektive Ergebnis nach den Kriterien von O'Donoghue, modifiziert nach Jäger und Wirth [1] sowie der erreichte Bewegungsumfang.

Die Ergebnisse werden anderweitig ausführlich beschrieben und diskutiert, hier sei lediglich eine kurze Zusammenfassung gegeben:

Als sehr gut oder gut beurteilten 46% der Patienten ihr Ergebnis, 29 als befriedigend. Damit liegt die Summe von sehr gut bis befriedigend bei 3/4 aller Fälle. In 17% wurde das Resultat als mäßig und in 8 als schlecht bezeichnet (Tabelle 7).

Bei der klinischen Untersuchung fand sich eine seitengleiche Stabilität in 18%, eine geringfügige Instabilität in 53%, eine mäßige in 25 und eine starke in 4% (Tabelle 8).

Erstaunlich gut sind die erreichten Bewegungsumfänge (Tabelle 9). In 94% wurde eine volle resp. lediglich leicht oder endgradig eingeschränkte Beweglichkeit nachgewiesen. Bei 4% unserer Patienten war der Bewegungsumfang mittelgradig, bei nur 2% stark eingeschränkt.

Die objektiv erhobenen Befunde nach den Kriterien von O'Donoghue in der Modifikation von Jäger und Wirth ergaben in 61% ein gutes bis sehr gutes, in 25% ein befriedigendes

Tabelle 4. Kombination VKB

	Fascie	Dura	Gesamt
mit MSB	24	15	39
LSB	4	1	5
Inter. Valg.	4	4	8
Inter. Valg. + MSB	2	6	8
Inter. Valg. + LSB	1	–	1
HKB + LSB	–	2	2
HKB + MSB + LSB	–	1	1
Total Kombinationen	35	29	64

Tabelle 5. Kombination HKB

	Fascie	Dura	Gesamt
mit MSB	2	4	6
LSB	1	1	2
Inter. Valg.	–	2	2
Inter. Valg. + MSB	3	–	3
MSB + LSB	1	–	1
VKB + LSB	–	2	2
VKB + MSB + LSB	–	1	1
Total Kombinationen	7	10	17

Tabelle 6. Nachuntersuchung

n =   96 Patienten   (99 Kreuzbänder)

Zeit 27,1 Monate

Tabelle 7. Subjektive Beurteilung

sehr gut/gut	46%	75%
befriedigend	29%	
mäßig	17%	25%
schlecht	8%	

Tabelle 8. Objektive Stabilität

Seitengleich	18%
Geringe Instabilität	53%
Mäßige Instabilität	25%
Starke Instabilität	4%

Tabelle 9. Bewegungsumfang

voll	70%
endgradig eingeschränkt	24%
mittelgradig eingeschränkt	4%
stark eingeschränkt	2%

Ergebnis. 86% der Patienten wiesen damit ein Spätresultat von befriedigend bis sehr gut auf, 8% ein mäßiges und 6% ein schlechtes (Tabelle 10).

Diese kurz zusammengefaßten Resultate zeigen, daß auch bei schweren Instabilitäten unter Einbezug der Kreuzbänder mit dem Kohlenstoffaserband in rund 85% ein befriedigendes Ergebnis erreicht werden kann. Erstaunlich und ungewohnt ist dabei die Tatsache,

124

Tabelle 10. Objektives Ergebnis (Kriterien n. O'Donoghue)

sehr gut/gut	61%	86%
befriedigend	25%	
mäßig	8%	14%
schlecht	6%	

daß das subjektive Ergebnis geringfügig schlechter angegeben wird als das objektive. Hier findet sich leicht eine Erklärung, indem die Beurteilungskriterien von O'Donoghue den Schmerz nicht einbeziehen, die Beweglichkeit jedoch stark zu Buche schlägt. Wie bereits erwähnt, konnten wir in der überragenden Mehrzahl der Patienten einen ausgesprochen hohen Grad an Bewegungsausschlägen feststellen.

Unsere Ergebnisse, nach strengen Kriterien erhoben, lassen den Schluß zu, daß der Bandersatz am Kniegelenk mit Kohlenstoffaserbändern Beachtung verdient.

Literatur

1. Jäger M, Wirth CJ (1978) Kapselbandläsionen. Thieme, Stuttgart
2. Strover AE (1983) Technical advances in the reconstruction of knee ligaments using carbon fibre. In: Burri C, Claes L (eds) Alloplastic ligament replacement. Huber, Bern Stuttgart Wien

Technik des alloplastischen Bandersatzes mit Kohlenstoffasern am OSG

C. Burri

Neben dem Knie ist das obere Sprunggelenk wohl das am häufigsten von einer Verletzung betroffene Gelenk des menschlichen Körpers. Bereits die normale tägliche Beanspruchung, wie Treppensteigen, Gehen auf unebenem Gelände, Sturz aus geringer Höhe, können unter unphysiologischem Auftreten allein durch das Körpergewicht zu Schäden an diesem Gelenk führen. Gehäuft kommt dem Schuhwerk eine entscheidende Bedeutung zu, was sich am Skisport am geeignetsten darstellen läßt. Die heutigen Skistiefel mit hohen Schäften lassen kaum mehr ein Trauma am OSG zu, während beim Skilanglauf und vor allem auch beim Skispringen, Sportarten, bei denen wesentlich weicheres Schuhmaterial getragen wird, relativ häufig Distorsionen in Kauf genommen werden müssen. Chronische Instabilitäten können bei Spitzensportlern im Skisprung bis zur Sportunfähigkeit führen.

In der akuten Phase unterscheiden wir heute lediglich noch die Distorsionen ohne und diejenigen mit Stabilitätsverlust. Die Diagnostik ist entscheidend für den Verlauf: Das Übersehen eines Bänderrisses am Außenknöchel führt zu einer inadaequaten Behandlung und damit leicht zur Instabilität. Bei der Häufigkeit der Verletzung mit Bluterguß um den Außenknöchel behandeln sich viele Betroffene mit Umschlägen und elastischen Stützverbänden selbst und suchen gar nicht erst einen Arzt auf. Aber auch bei sachgemäßer Behandlung treten in über 10% Instabilitäten auf, die im Spätstadium zur Inkongruenzarthrose führen können.

Spezielle Anatomie

Bei chronischen Instabilitäten am OSG sind die anatomischen Strukturen schwer erkenn- und rekonstruierbar. Dazu kommt, daß in den gängigen Anatomiebüchern bis zum heutigen Tag die Bandverläufe zum Teil sehr schematisch, zum Teil sogar falsch beschrieben und dargestellt werden. Es ist das Verdienst B.G. Webers [12], die spezielle Anatomie der knöchernen Anteile des oberen Sprunggelenkes klar zur Darstellung und den Unfallchirugen und Orthopäden überhaupt erst richtig zur Kenntnis gebracht zu haben. Dem lateralen Gelenkanteil kommt dabei nicht nur bei der physiologischen Belastung, sondern auch in der Traumatologie eine überrangende Bedeutung zu. Hier führen belassene Frakturdislokationen bereits von 1–2 mm zur Inkongruenz und damit zu schwerwiegenden Folgen. Es sind aber nicht nur die knöchernen Läsionen, die unter inadaequater Behandlung zu schlechten Ergebnissen führen, sondern ebenso die Verletzungen des lateralen Bandapparates. In leichter Fehlstellung verheilte Frakturen, Pseudarthrosen und unbehandelte Bandverletzungen am Innenknöchel bleiben meist ohne oder ohne wesentliche Spätfolgen, die Problematik beschränkt sich damit vorwiegend auf den lateralen Bandapparat.

Die Bandverbindungen zwischen distaler Tibia und Fibula sowie die beiden Syndesmosenbänder stabilisieren die Knöchelgabel und erlauben der distalen Fibula bei Stabilität geringfügige Bewegungsausschläge in jeder Richtung, insbesondere auch eine Rotation. Das Bandsystem am Außenknöchel verstärkt die z.T. hauchdünne Gelenkkapsel und besteht aus drei Hauptanteilen [10]:

1. Das Ligamentum fibulotalare anterius. Das um 4 mm breite Band entspringt von der Ventralseite des Malleolus lateralis und zieht zum Collum tali. Es begrenzt den Eingang des Sinus tarsi und liegt unmittelbar subcutan im vorderen Abschnitt der Regio malleolaris lateralis. Das Band läßt zwei Faserstränge abgrenzen, einen oberen und einen unteren, der letztere tritt in enge Verbindung mit dem Ligamentum fibulocalcaneare vor der Knöchelspitze.

2. Ligamentum fibulocalcaneare. Als leicht abgeflachter Strang bildet es den mittleren Anteil des lateralen Bandapparates. Es entspringt als relativ dickes, glattes Bündel an der Knöchelspitze unter dem Ansatz des fibulotalaren Bandes und verläuft schräg dorsalwärts nach distal zur Mitte der lateralen Calcaneusfläche, wo es an einer kleinen Knochenerhebung inseriert.

Das Band ist in sich verwunden und bildet eine nach dorsal und distal offene Rinne, welche die Vagina synovialis und die peronealen Muskeln umfaßt.

3. Ligamentum fibulotalare posterius. Hier handelt es sich um ein kurzes, dickes, rundliches Band, das eine hohe Resistenz aufweist und an einer kleinen Grube im dorsalen Anteil des Außenknöchels entspringt. Es zieht zum Tuberculum laterale des Processus posterior tali.

Neben diesen rein anatomischen Gegebenheiten, darf auch der funktionelle Aspekt nicht vernachläßigt werden:

Als Voraussetzung für ein stabiles oberes Sprunggelenk sind nicht nur ein kongruenter Gelenkgabelschluß, ein intakter Gelenkkapsel- und Bandapparat, sondern auch ein ausgewogener muskel-dynamischer Synergismus der über dieses Gelenk hinwegziehenden Muskelkräfte zu nennen. Zweifellos kommt dabei dem Malleolus lateralis mit seinem fibularen Bandapparat eine Schlüsselstellung zu. Der laterale Fußwurzelbandapparat und die straffen Syndesmosenbänder bilden zusammen mit dem Ligamentum talocalcaneare laterale und talocalcaneare interosseum, welches durch den Sinus tarsi zieht, eine die Supination begrenzende funktionelle Einheit. Zu diesen straffen Verbindungen kommt aber durch den pronierenden Effekt der peronealen Muskulatur noch eine wichtige funktionelle Komponente hinzu [3]. Dieser Tatsache kommt bei der sekundären Rekonstruktion eine nicht zu vernachlässigende Bedeutung zu.

Diagnostik

Die Diagnostik der chronischen Instabilität am oberen Sprunggelenk hat sich heute unter Einschluß radiologischer und apparativer Möglichkeiten weitgehend standardisiert und umfaßt Anamnese, klinische Untersuchung und vergleichende Röntgenuntersuchung in den

Standardebenen sowie unter Belastung. Einzelheiten dieser Verfahren sind oft und genau beschrieben [1], es sei hier lediglich vermerkt, daß gehaltene und gedrückte Aufnahmen doch relativ häufig falsch-negative Befunde ergeben. Wichtigstes Kriterium ist und bleibt die subjektive Empfindung der Instabilität, insbesondere beim Gehen auf unebenem Gelände. Als zusätzliche Maßnahme bei unglaubhaft negativer Radiologie hat sich die Arthrographie des oberen Sprunggelenkes bewährt.

Therapie

Bei der signifikanten lateralen Instabilität am OSG/USG kann nur die operative Therapie durch ein bandplastisches Verfahren zu einem günstigen Ergebnis führen. Äußere Hilfsmittel mit Bandagen, Gelenkstützen oder speziellen Schuhen vermögen lediglich die Häufigkeit erneuter Traumen zu reduzieren, stellen aber in keiner Weise ein therapeutisches Konzept dar. Die Indikation zur Operation wird aufgrund des gesamten Zustandsbildes gestellt, wobei der funktionellen Insuffizienz mit den anamnestisch typischen Beschwerden die entscheidende Bedeutung zukommt.

Als *Kontraindikation* der Bandplastik müssen allgemeine Erkrankungen mit hohem Risiko sowie lokale Weichteilveränderungen mit hoher Infektgefahr bezeichnet werden. Keinesfalls soll der Eingriff auf Jugendliche beschränkt bleiben, ist doch eine sportliche Betätigung auch beim älteren Menschen äußerst wünschenswert.

Zahlreiche Verfahren, Techniken und unterschiedliche Bandersatzmaterialien sind zur Therapie der chronischen Instabilität am OSG angegeben worden:
1. Die direkte Vereinigung der zerrissenen Bänder mit Raffung der Narben ist technisch kaum durchführbar, da die Bandstümpfe atrophieren und die Raffung der Narbe sekundär wieder zur Überdehnung führt.
2. Die Tenodesen mit Peronaeus brevis oder Peronaeus longus-Sehne, die auf Watson-Jones [11] und mit wesentlichen Verbesserungen auf Holz [2] zurückgehen, bringen in einem Großteil der Fälle günstige Stabilitätsverhältnisse, führen jedoch nach Angaben verschiedener Autoren (s. [1]) zu signifikanten Einschränkungen der Supinationsbewegung.
3. Die muskelaktivierte dynamische Seitenbandersatzplastik nach Huggler [3] entspricht in ihrem Endeffekt wohl auch eher einer Tenodese.
4. Die gleichen Argumente wie für das Verfahren von Watson-Jones [11] oder Holz [2] gelten für die indirekten Plastiken mit Fascie, Corium und anderen Materialien [8].
5. U.E. ist heute der direkten fibularen Bandplastik der absolute Vorrang einzuräumen. Dabei kommt es wohl weniger auf das zur Anwendung gelangende Material, als vielmehr auf die Tatsache an, daß die exakte Berücksichtigung von Ursprung und Insertion des Bandes allein bei Stabilität einen physiologischen Bewegungsausschlag zu garantieren vermag [1, 4, 5, 7, 9].

Wir selbst haben bis 1975 in Ulm zur Behebung der chronischen Instabilität am lateralen OSG ein modifiziertes Verfahren nach Watson-Jones [11] angewendet. Es waren nicht die schlechten Ergebnisse, sonder pathophysiologische Überlegungen, die uns bewogen, nach anderen Möglichkeiten zu greifen. Die Watson-Jones-Plastik beinhaltet u.E. zwei wesentliche Nachteile, nämlich den unphysiologischen Verlauf des Bandersatzes und die Verwendung eines Teiles der aktiven Stabilisatoren des Gelenkes. Wir wechselten deshalb zur Anwendung von lyophilisierter Dura, die Jäger [5] angibt, heute verwenden wir beim

Erwachsenen ausschließlich Kohlenstoffaserbänder, bei Kindern und Jugendlichen, entsprechend dem Vorschlag von Kuner [7] gestielte Perioststreifen. Das erstrebenswerte Ziel ist dabei die Berücksichtigung der physiologischen Bandansätze und -verläufe. Unsere Einstellung deckt sich dabei mit derjenigen von M.E. Müller [9], der wie folgt formuliert: „Natürlich können die Chirurgen über die Behandlungsziele einer habituellen Fußdistorsion verschiedener Ansicht sein. Der eine gibt sich mit der Sanierung der Instabilität zufrieden, während der andere die Wiedererlangung von normalen Verhältnissen und voller Sportbetätigung sich zum Ziele setzt. Der erste wählt dann die unphysiologischen Methoden, wie die von Evans, Watson-Jones oder die von mir, später von Schreiber beschriebene Methode der Hautplastik zwischen Metatarsus V und Malleolus externus. Der zweite glaubt, die volle physiologische Beweglichkeit sei nur dann gewährleistet, wenn sich einerseits die Fibula gegenüber der Tibia frei bewegen kann und wenn andererseits die Länge und Ansatzstelle der Bänder anatomisch richtig sind".

Wirth [13] hat das Verhalten der Außenbänder am OSG an einem sinnvollen Fadenmodell unter Anwendung verschiedener Ansatzpunkte und damit auch unterschiedlicher Bandlängen überprüft und kommt zu folgender Schlußfolgerung:

Nur der direkte Ersatz mit entsprechenden Ansätzen und Länge der Seitenbänder gewährleistet bei optimaler Stabilisierung eine freie Funktion von oberem und unterem Sprunggelenk. Diese Aussage deckt sich voll mit unserer Ansicht, die wir aufgrund zahlreicher Beobachtungen am Präparat und unter Eingriffen bei frischen und veralteten Bandverletzungen gewonnen haben.

Aufgrund der Arbeiten von Jenkins [6] und eigener ausgedehnter tierexperimenteller und biomechanischer Studien haben wir analog zum Bandersatz am Knie auch am oberen Sprunggelenk Instabilitäten in zunehmendem Maße mit Kohlenstoffaserbändern durchgeführt. Die C-Fasern weisen eine hervorragende Biokompatibilität auf, sie sind mechanisch ausreichend belastbar, dürfen aber nicht über einen kleinen Radius von weniger als 2 mm geknickt werden, da sie sonst brechen. Im Tierversuch kommt es zum Einwachsen von kollagenem Bindegewebe zwischen den einzelnen Fasern und damit sozusagen zum biologischen Ersatz des alloplastischen Implantates.

Operationstechnik

1. Der Patient befindet sich in Rückenlage, die Operation erfolgt unter Blutsperre am Oberschenkel. Sorgfältiges Reinigen des gesamten Unterschenkels und Fußes, Entfetten der Haut, dreimalige Desinfektion.
   Der Tisch wird in Schräglage gebracht, nach Abdecken und Aufkleben einer Operationsfolie wird der Unterschenkel durch eine Rolle unterstützt, der Eingriff wird vom sitzenden Operateur vorgenommen.
2. *Instrumentarium:* Übliches Weichteilinstrumentarium mit zwei Skalpellen, haut- und gewebeschonende Haken (Lidhaken), feiner Klingenmeißel, 3,2 mm-Bohrer, normale und feinste anatomische Pinzetten, Liston-Zange, dünnes Kohlenstoffaserband.
3. *Haut- und Weichteilpräparation:* Die Incision ist 8–10 cm lang, sie beginnt proximal 5 cm oberhalb der Fibulaspitze an der Hinterkante des Wadenbeines, folgt dieser, biegt um die Spitze und läuft in einem Winkel von ca. 100° über das untere Sprunggelenk nach peripher. Damit entsteht ein Haut-Weichteil-Lappen, dessen Begrenzung in der

Tiefe durch Präparation auf dem Periost der Fibula und dem Band-Kapselapparat gebildet wird. Das Zurückhalten geschieht durch gewebefreundliche Rundhaken, um eine Nekrose zu verhindern. Das Sehnenfach der Peronaeussehnen wird dabei breit eröffnet und die physiologischen Ansatzpunkte der Bänder an Fibula, Talus und Calcaneus freipräpariert.

4. *Revision:* Durch sorgfältiges Freilegen und Eröffnen der Kapsel müssen die Knorpelflächen des Talus lateral der Fibula, das untere Sprunggelenk sowie die Schäden an Kapsel, Sehnen, Sehnenfach und den drei Bändern genau einsehbar werden. Minderwertiges Narbengewebe im Bereich der Bandverletzungen wird reseziert. Nachgewiesene zusätzliche Läsionen müssen entsprechend behandelt werden, ein osteochondrales Fragment befestigen wir mit Spickdrähten, Läsionen des Knorpels, die bis auf den Knochen reichen, durch Pridie-Bohrungen, etc.

5. Herausmeißeln eines Fensters an der distalen lateralen Fibula mit distaler Begrenzung 2 cm oberhalb der Fibulaspitze. Die Länge des Fensters nach proximal mißt etwa 3 cm, die Breite 0,5 cm. Der Klingenmeißel wird schräg nach zentral des Fensters gerichtet, so daß das entnommene Knochenstück einer in die Länge gezogenen Pyramide entspricht. Die Tiefe der Rinne beträgt proximal ca. 0,5 cm, distal ca. 1 cm. Ihre Begrenzung spongiosaseits wird mit dem kleinen scharfen Löffel planiert, so daß eine kleine Mulde entsteht (Abb. 1a).

Nun bohren wir die Kanäle von den Ursprungsstellen der Bänder gegen den Knochenkanal in die Fibula mit dem 3,2 mm-Bohrer (Abb. 1a). Anschließend werden die Löcher am Talushals und an der Crista calcanei in der gleichen Stärke schräg gebohrt, und zwar am Talus zehenwärts, am Calcaneus fußsohlenwärts. Der schräge Verlauf dieser Bohrlöcher ist wichtig, damit das einzuführende Kohlenstoffaserband nicht in einem zu engen Radius in den Knochen geführt werden muß und die Gefahr des Abscherens gebannt wird. Eine Abrundung der Eintrittsstellen muß hier deshalb nicht speziell durchgeführt werden, Voraussetzung ist, daß die Richtung auch stimmt (Abb. 1a). Verwendet wird ein dünnes Kohlenstoffaserband von 20 cm Länge, das an beiden Enden mit einem kräftigen Faden armiert und so zum Durchziehen vorbereitet ist.

Das Einziehen des Kohlenstoffaserbandes kann in verschiedenen Variationen erfolgen, in den meisten Fällen empfiehlt sich folgendes Vorgehen (Abb. 1b):

Eine Sonde wird durch das Bohrloch an der Fibulaspitze in den Knochenkanal hineingebracht, der Faden des Kohlenstoffaserbandes durch das Loch an deren Spitze gezogen und durch Zurückziehen der Sonde durch den Knochenkanal nach distal geführt. Mit dem Faden ziehen wir nun das Kohlenstoffaserband durch den Knochenkanal. In gleicher Weise wird für das Ligamentum fibulotalare anterius vorgegangen, d.h., das Kohlenstoffaserband wird aus der Rinne in der Fibula durch den Kanal gegen den Talus durchgezogen. Nach Abschneiden der Fäden am Kohlenstoffaserband bringen wir die Enden des Bandes in die Bohrlöcher am Calcaneus und Talus, dies geschieht unter Anwendung der feinsten anatomischen Pinzette, die Spitze des Bandes sollte ca. 2 cm tief in den Knochen zu liegen kommen (Abb. 1c).

Von dem aus der distalen Fibula entnommenen Knochenstück werden nun mit der Liston-Zange ca. 1 cm lange und an der Basis 3 mm breite Keile geschnitten, die peripherwärts neben dem Kohlenstoffaserband in den entsprechenden Knochenkanal eingedübelt werden und so eine Verankerung des Bandes im Knochenkanal absichern (Abb. 1d).

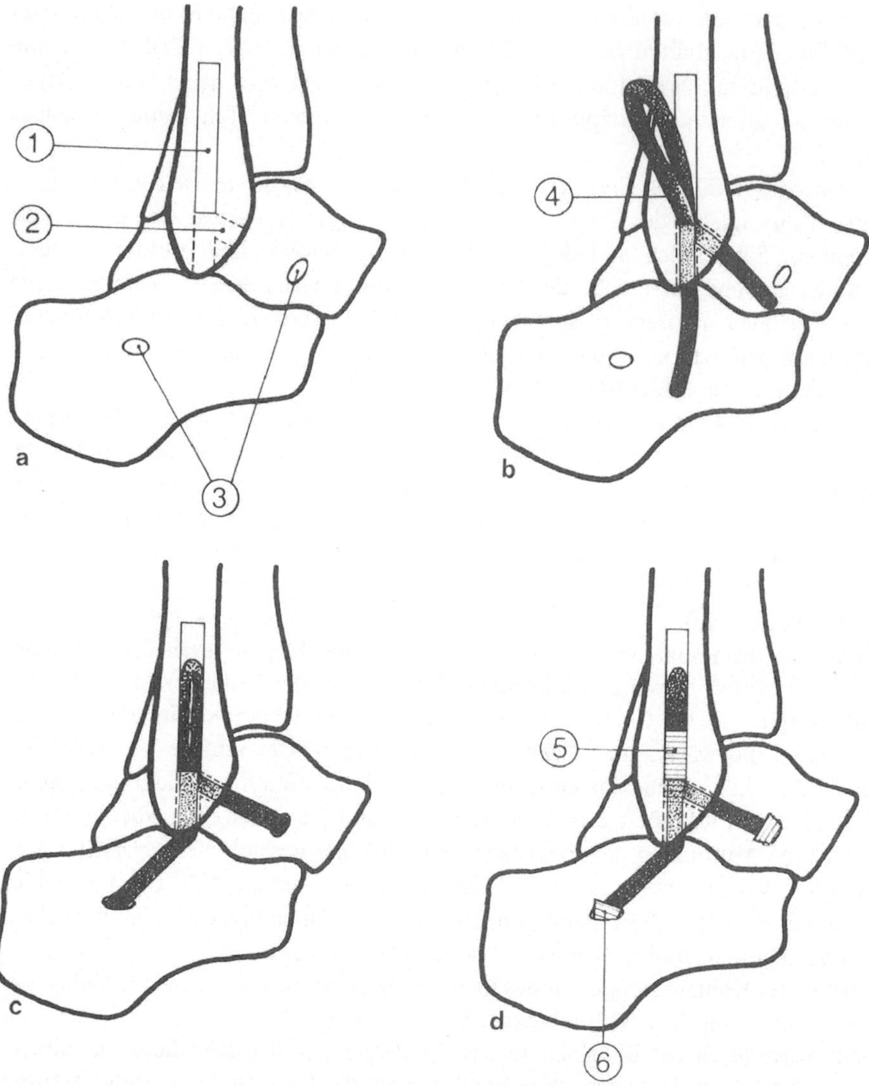

Abb. 1a–d. Schematische Darstellung des Vorgehens am OSG. **a** Vorbereitung der Verankerung des Kohlenstoffaserbandes im Knochen. (*1*) Knochenfenster in der distalen Fibula (feiner Klingenmeißel), Maße 30 x 5 mm; (*2*) Knochenkanäle (3,2 mm-Bohrer) von den Bandansatzstellen ins Knochenfenster; (*3*) Bohrkanäle (3,2 mm-Bohrer) am Talushals und Calcaneus mit einer Tiefe von 2–3 cm. **b** Durchzug des Kohlenstoffaserbandes durch die Bohrkanäle an der distalen Fibula von zentral nach peripher. Proximal bildet sich eine Schlinge [4]. **c** Die Bandenden werden nun mit einer feinen atraumatischen Pinzette in die Bohrkanäle an Talus und Calcaneus geschoben. Der Schlingenteil kann nach Bedarf gekürzt und im Knochenfenster versenkt werden. **d** Verdübelung der Bandenden im Knochen. (*6*) Das in den Knochen versenkte Band wird an Talus und Calcaneus mit einem Knochenkeil (Entnahme: Fensterknochen) verdübelt; (*5*) Der Rest des Fensterknochens wird zur Verdübelung des Bandes in der distalen Fibula eingebolzt

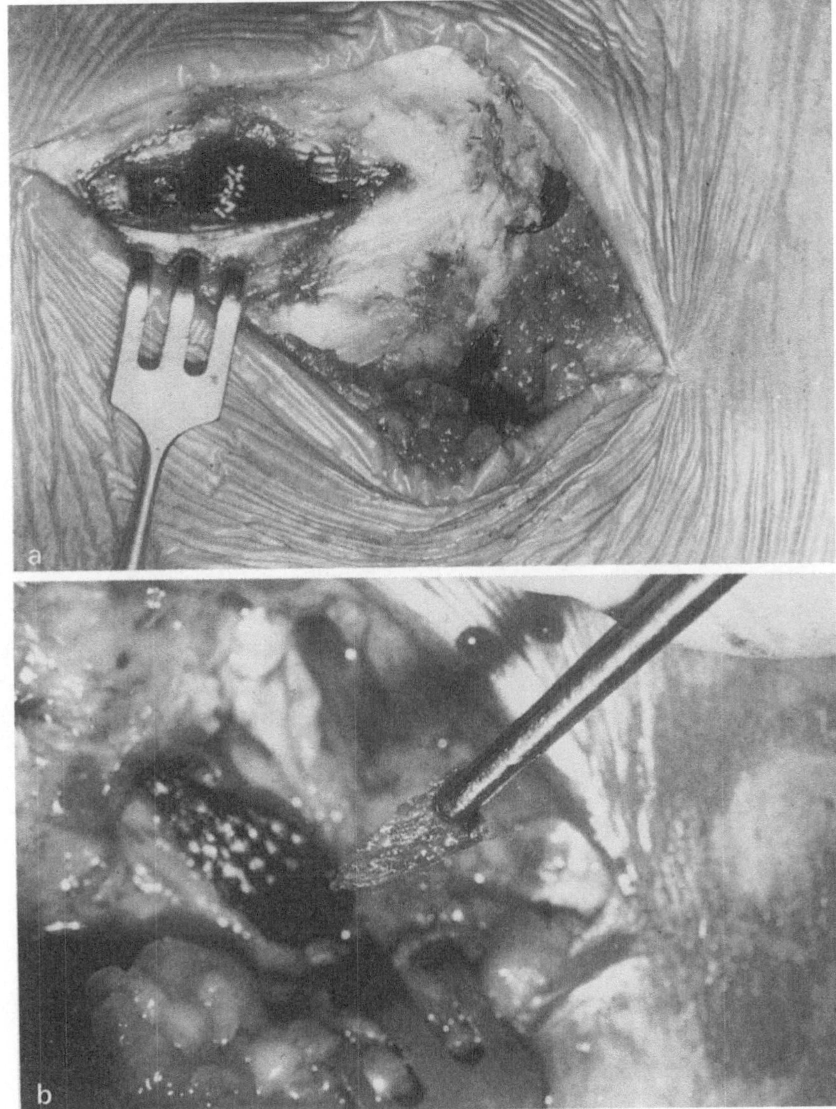

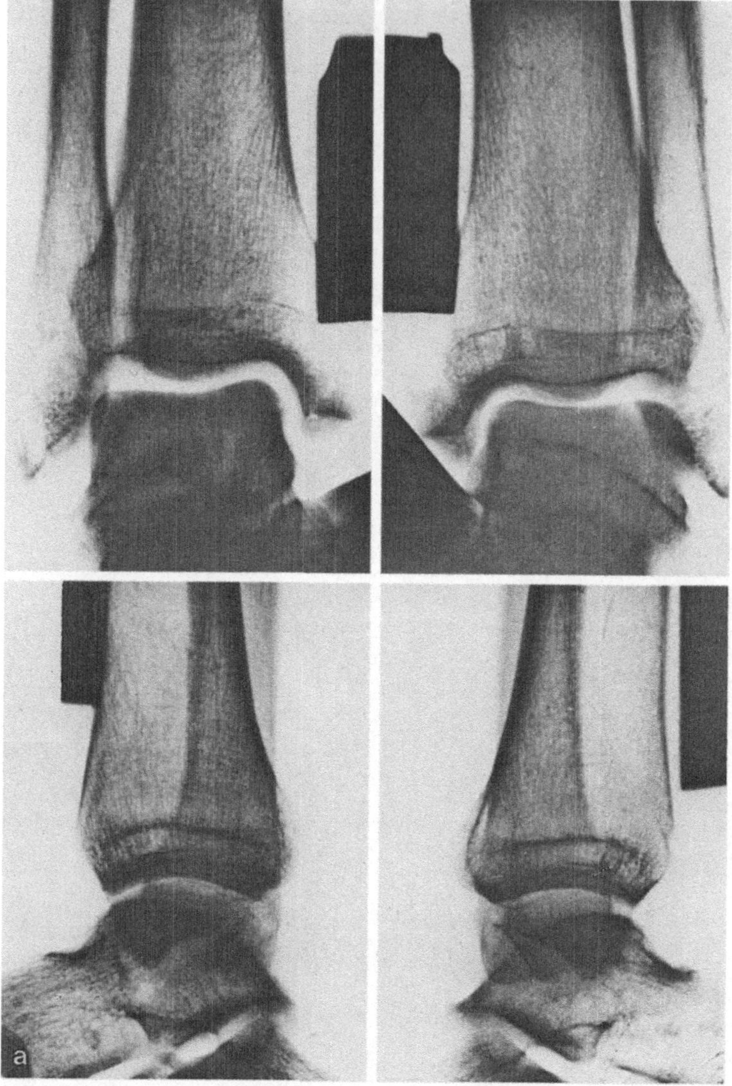

Abb. 3. a Radiologisches Ergebnis nach doppelseitiger C-Faserplastik

des Knochenkanales und eine zusätzliche Periostnaht, die das Band miteinbezieht, sichern den Halt (Abb. 1d).

6. Es ist darauf zu achten, daß das Kohlenstoffaserband extraarticulär zu liegen kommt, zu diesem Zweck müssen vor oder nach der Verankerung im Knochen unter dem Band die Gelenkkapseln wieder verschlossen werden. Reste der ursprünglichen Bandstrukturen werden selbstverständlich zusätzlich adaptiert. Dann folgt der Hautverschluß mit intracutanen Donati-Allgöwer-Nähten unter Einbringen einer chirurgischen Saugdrainage.

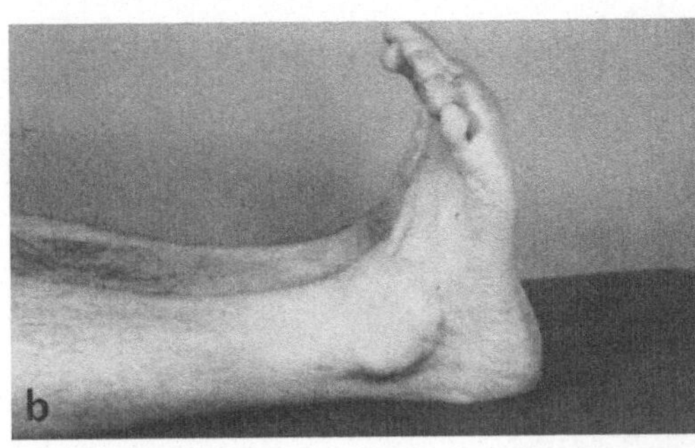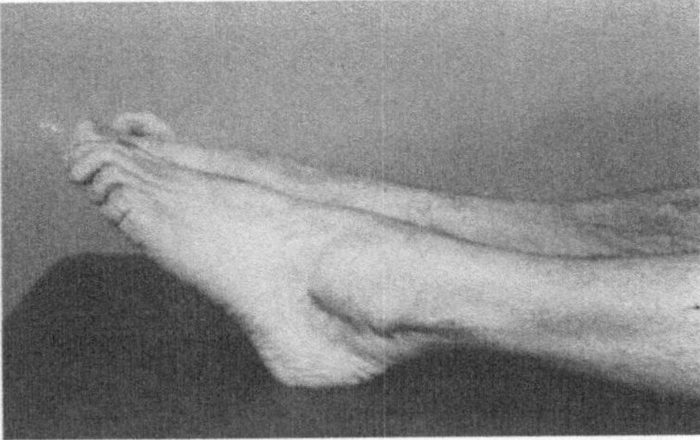

Abb. 3. b Funktionelles Ergebnis bei erhaltener Supination

Nachbehandlung

Die vor der Operation vorbereitete Unterschenkelschiene mit Seitenabstützung wird nach Anbringen eines gepolsterten Verbandes in Rechtwinkelstellung des Fußes angebracht, das Bein auf einer Kirschner-Schiene hochgelagert.

Die U-Schiene gestattet Bewegungen im oberen Sprunggelenk im Sinne der Dorsalflexion vom rechten Winkel aus, diese Bewegungsübung wird 24 h nach Ziehen der Drainage erlaubt. Am 3. und 4. Tag darf der Patient aufstehen, am 10. werden die Fäden entfernt und ein Unterschenkel-Gehbaycast für 4 Wochen angelegt.

Nach Abnahme des fixierenden Verbandes erfolgt die Nachbehandlung mit krankengymnastischer Übungsbehandlung, sportliche Betätigung oder Gehen auf unebenem Gelände sind für drei Monate verboten. Aktive Sportler können nach der Abnahme des Fixationsverbandes mit entsprechend seitenstabilisierendem Schuhwerk ihr Training bereits zu einem früheren Zeitpunkt auf ebenem Gelände aufnehmen.

Ergebnisse

Von 1978 bis 1981 wurden an der Abteilung für Unfallchirurgie, Hand-, Plastische und Wiederherstellungschirurgie der Universität Ulm 56 Kohlenstoffaserplastiken am oberen Sprunggelenk durchgeführt, und zwar bei 31 Männern und 25 Frauen. 45mal war die Ätiologie posttraumatisch, in 11 Fällen konnte kein Trauma nachgewiesen werden. Bei 27 Patienten waren keine Behandlungsmaßnahmen durchgeführt worden, bei 14 lediglich ein Verband, bei 9 eine Gipsruhigstellung und bei 6 eine Operation (Tabelle 1).

Dei posttraumatische Nachbehandlung aller Patienten war standardisiert mit einer Gipsschiene über 10 Tage und anschließendem Geh-Baycast für 4 Wochen. Im Durchschnitt schloß sich dann eine krankengymnastische Bahandlung von 2 1/2 Wochen an.

An Komplikationen traten zweimal eine Wundrandnekrose sowie eine Unterschenkelthrombose auf. Sämtliche drei Komplikationen heilten folgenlos ab. Die Nachkontrolle erfolgte im Durchschnitt 24 Monate nach dem Eingriff, im Minimum 11, im Maximum 46 Monate.

Die Arbeitsunfähigkeit betrug im Mittel 6,8 Wochen (2–15 Wochen).

134

Tabelle 1. Krankengut 1978–1981

1. Anzahl	56
Männer	31
Frauen	25
2. Posttraumatisch	45
Kein Trauma	11
3. Vorbehandlung	
Keine	27
Verband	14
Gips	9
Operation	6

Tabelle 2. Subjektive Ergebnisse nach Bandersatz (n = 51)
bei der Nachkontrolle (O 24 Monate)

Instabilität	
Präoperativ	51
Postoperativ	3
Beschwerden postop.	
Keine	43
Gelegentlich	8
Dauer	–
Subjektives Urteil	
Zufrieden	49
Unzufrieden	2

Bei der Nachkontrolle fanden sich drei postoperative Instabilitäten, 43 Patienten waren beschwerdefrei, gelegentliche Beschwerden gaben acht an, Dauerschmerzen waren bei keinem vorhanden. Das subjektive Urteil lautete in 49 Fällen günstig, zwei Patienten waren unzufrieden (Tabelle 2).

Objektiv fanden wir bei 48 Fällen stabile Verhältnisse, bei zwei war die Stabilität vermindert und vollständig instabil erwies sich ein Patient.

Die erreichte Beweglichkeit erwies sich bei 39 Patienten als seitengleich, bei 10 als leicht eingeschränkt und bei 2 Patienten, die präoperativ schon stark eingeschränkt waren, blieb der Bewegungsumfang ungünstig. Lediglich in 4 Fällen ließ sich eine gegenüber der gesunden Seite signifikante Einschränkung der Supination feststellen (Tabelle 3).

Die Ergebnisse zeigen, daß mit der Kohlenfaserersatzplastik des lateralen Bandapparates am OSG günstige Resultate erzielt werden können. Wir sind deshalb der Ansicht, daß dieses Verfahren unter strenger Berücksichtigung der anatomischen Gegebenheiten und sorgfältiger Operationstechnik empfohlen werden kann.

Mit Jäger [5] und Müller [10] sowie zahlreichen anderen Autoren stimmen wir dahingehend überein, daß direkte Ersatzplastiken denjenigen mit Tenodesen unter Verwendung von ortsständigen Sehnen vorgezogen werden sollten.

Tabelle 3. Objektive Ergebnisse nach Bandplastik (n = 51)
bei der Nachkontrolle (O 24 Monate)

1. Stabilität im Seitenvergleich		
Präoperativ	stabil	—
	instabil	51
Postoperativ	stabil	48
	vermindert	2
	instabil	1
2. Beweglichkeit postoperativ		
Seitengleich		39
Leicht eingeschränkt ($< 10^{\circ}$)		10
Eingeschränkt		2
Eingeschränkte Supination		4

Literatur

1. Burri C, Neugebauer R (1983) Chronische Instabilität am OSG. Unfallheilkunde 86: 285
2. Holz U (1975) Veraltete Bandverletzungen am oberen Sprunggelenk. Bericht über die Unfallmed Tagung Baden-Baden, Oktober 1975, p 159
3. Huggler AH (1978) Die Peronaeus brevis-Plastik als muskelaktivierende dynamische Bandplastik. In: Hefte Unfallheilkd 133. Springer, Berlin Heidelberg New York, p 158
4. Jäger M (1978) Talofibulare-calcaneofibulare Bandplastik mit homologer, lyophilisierter Dura. In: Hefte Unfallheilkd 133. Springer, Berlin Heidelberg New York, p 185
6. Jenkins DHR, Forster IW, McKibbin B, Ralis ZA (1977) Induction of tendon and ligament formation by carbon implants. J Bone Joint surg (Br) 59:53
7. Kuner EH (1978) Der gestielte Periostzügel als Möglichkeit des Außenbandersatzes. In: Hefte Unfallheilkd 133. Springer, Berlin Heidelberg New York, p 151
8. Magerl F, Marti R (1978) Fibulare Bandplastik mit der Plantarissehne. In: Hefte Unfallkd 133. Springer, Berlin Heidelberg New York, p 169
9. Müller ME, Gschwend N (1957) Die Haut als plastischer Ersatz am Fuß. Schweiz Med Wochenschr 86:1371
10. Müller ME (1978) Zur Anatomie der lateralen Gelenkbänder am oberen Sprunggelenk. In: Hefte Unfallheilkd 133. Springer, Berlin Heidelberg New York, p 145
11. Watson-Jones R (1940) Fractures and other bone and joint injuries. Livingstone, Edinburgh
12. Weber BG (1966) Die Verletzung des oberen Sprunggelenkes. Huber, Bern Stuttgart
13. Wirth CJ (1978) Biomechanische Aspekte der fibularen Bandplastik. In: Hefte Unfallheilkd 133. Springer, Berlin Heidelberg New York, p 148

Technik des alloplastischen Bandersatzes mit Kohlenstoffasern am Schultergürtel

C. Burri

Heute ist sich die moderne Unfallchirurgie einig, daß akute, totale Luxationen im Sternoclaviculargelenk, vor allem aber auch im Acromioclaviculargelenk (Tossy III), operativ adaequat zu versorgen sind, falls keine allgemeinen oder lokalen Kontraindikationen bestehen. Bei den chronischen Veränderungen sind die Ansichten geteilt, insbesondere bei der verbliebenen Sternoclavicularluxation verfügen die einzelnen Kliniken nur über wenige Beobachtungen. In jedem Falle ist eine Indikation nur gegeben, wenn ein entsprechendes Beschwerdebild vorhanden ist und der Patient signifikant behindert ist [3]. Der Entschluß zur Operation sollte im Spätstadium daher ausschließlich nach Maßgabe der funktionellen Beeinträchtigung im beruflichen und privaten Leben sowie des Beschwerdebildes gefaßt werden. Gerade im Bereich des Sternoclaviculargelenkes ist auch das Ergebnis der operativen Behandlung veralteter Verletzungen nicht sicher vorauszusagen.

Ziele der operativen Behandlung chronischer Schäden an den Schlüsselbeingelenken sind:

1. die Wiederherstellung der normalen Gelenkanatomie oder
2. die funktionelle Stabilität unter Veränderung der normalen Anatomie und
3. die Schmerzbeseitigung [3].

Anatomie

Das Sternoclaviculargelenk wird von dem sternalen Ende der Clavicula und dem Manubrium sterni gebildet. Die Inkongruenz der Gelenkflächen wird durch einen regelmäßig zwischengelagerten Discus articularis ausgeglichen. Der Kapselapparat ist schlaff, er wird an drei Stellen durch kräftigere Faserzüge verstärkt:

Ventral: Ligamentum sternoclaviculare anterius,
dorsal: Ligamentum sternoclaviculare posterius.

Dem extraarticulär liegenden Ligamentum costoclaviculare kommt eine wichtige Bedeutung zu. Es wirkt bezüglich der Clavicula als Drehpunkt, wobei der lange periphere Hebelarm des Schlüsselbeins bei verschiedenen Bewegungen den kurzen zentralen Hebelarm in entgegengesetzter Richtung drücken kann.

Wir unterscheiden nach Allmann drei verschiedene Schweregrade der Verletzung dieses Gelenkes:

Grad I bedeutet eine Kontusion oder Distorsion, die Beschwerden halten sich in Grenzen, das Gelenk bleibt stabil.

Grad II: Hier bleibt das costoclaviculare Band intakt, die sternoclaviculären Strukturen sind gerissen. Meistens ist eine Subluxationsstellung nachweisbar.

138

Grad III: Komplette Luxation des sternalen Claviculaendes gegen das Manubrium sterni, sämtliche verschiedenen Bandstrukturen sind gerissen.

Diagnostik der habituellen Luxation

Die retrosternale Clavicularluxation kann klinisch stumm verlaufen, meistens bestehen jedoch Beschwerden oder gar Komplikationen durch Druck auf die mediastinalen Gebilde, wie die großen Gefäße, den Plexus, den Nervus phrenicus und vagus oder gar auf die Trachea. Meistens ist eine Delle über dem Gelenk tastbar, bei der vorderen Luxation besteht entsprechend eine meist klar erkennbare Vorwölbung und Auftreibung des zentralen Claviculaendes.

Entscheidend sind a.p.-Röntgentomogramme mit Vergleich der beiden Gelenke.

Therapeutische Verfahren

Zur Fesselung der Clavicula an das Manubrium sterni werden autologe bzw. homologe Gewebe verwendet, wie Fascie, Sehnen, Dura oder Cutis.

Nach Mayer kann eine aktive Redression des sternalen Claviculaendes durch Vernähung der Fascie des sternalen und claviculären Teiles des Musculus pectoralis mit dem Ansatz des sternalen und claviculären Teiles des Musculus sternocleidomastoideus geschaffen werden [2]. An ortsständigem Gewebe stehen die Sehne des Musculus subclavius oder umgeschlagene Kapsel-Periostlappen zur Verfügung. Andere Autoren osteotomieren bzw. resezieren das sternale Claviculaende, während Witt und Cotta die Arthrodese mit Spaneinbolzung bevorzugen [2].

Eigenes Verfahren [1]

Die Hautincision reicht von ca. 1 cm über der zentralen Clavicula unter leicht bogenförmigem Verlauf nach distal bis etwa über die Mitte der Manubrium-Sternalgrenze. Die Fascie und die Muskulatur werden senkrecht zum Gelenk incidiert und abgeschoben, so daß man einen guten Überblick über die Verletzungsfolgen erhält. Bei stark verändertem Discus wird dieser excidiert, bei Vorliegen einer schwersten Arthrose (was bei vollständiger Luxation selten ist) kann die sparsame Gelenkresektion diskutiert werden. In jedem Falle ist das Gelenk sorgfältig von vorhandenem Bindegewebe zu befreien, so daß die Reposition mit leichtem Druck, resp. bei der retrosternalen Form Zug, erreicht werden kann.

Vor der endgültigen Reposition werden zwei Knochenkanäle mit dem 3,2 mm-Bohrer gelegt, der erste quer durch die zentrale Clavicula in einem Abstand von 2–3 cm zum Knorpelüberzug, der zweite durch das Manubrium sterni (Abb. 1a).

Der sternale Kanal kann intraossär oder transossär angelegt werden, wobei beim letztgenannten Vorgehen selbstverständlich die mediastinalen Gebilde mit absoluter Sicherheit geschont werden müssen. Das Schaffen des entsprechenden Bohrkanals mit intraossärer Lage gestaltet sich technisch etwas schwieriger, ist aber ungefährlich. Seine rundliche Gestaltung kann unter Zuhilfenahme eines Dechamps recht gut geformt werden.

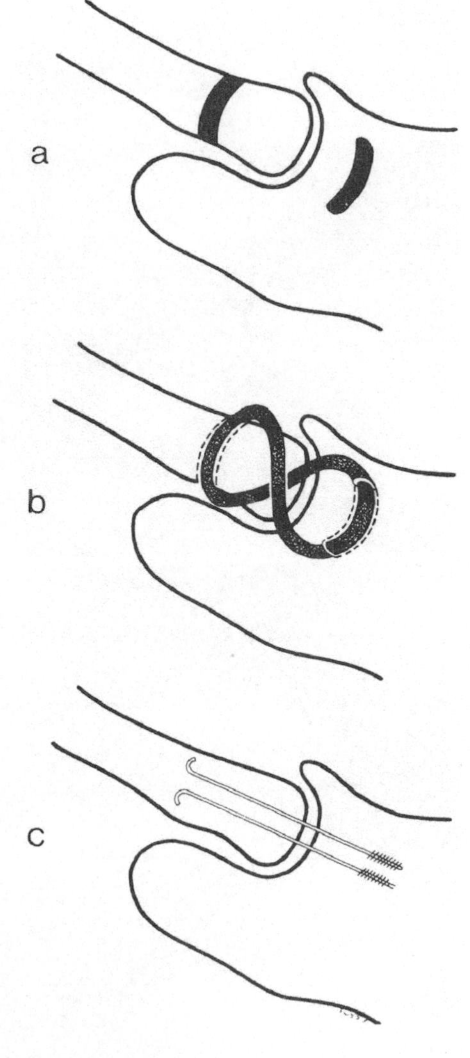

Abb. 1a–c. Eigenes Verfahren der Bandplastik
am Sternoclaviculargelenk. a Lage der Knochenkanäle an Sternum und Clavicula (3,2 mm);
b Durchzogenes Kohlenstoffaserband in 8er
Form. c Zusätzliche Sicherung durch Spickdrähte
mit Gewinde. Die Kirschner-Drähte müssen an
ihren Enden in jedem Falle umgebogen sein,
um ein Wandern zu verhindern, wir bevorzugen
solche mit Gewindeteil

Anschließend wird das schmale C-Faserband durch die Clavicula gezogen, ventral achterförmig verschlungen und ein Ende durch den Manubriumkanal geführt. Die Vereinigung
erfolgt durch Naht des Bandes in sich (Abb. 1b).

Eine Erweiterung dieser Plastik kann bei der vollständigen vorderen Luxation mit großer
Dislokation ins Auge gefaßt werden: Dabei wird die gleiche achterförmige Schlinge angelegt,
dadurch aber erweitert, indem sie zusätzlich – wiederum achterförmig – um die erste
Rippe geführt wird. Wählt man diese Möglichkeit, so wird über dem Manubrium begonnen,
das Band achterförmig in den Kanal des Sternums gelegt und von hier aus zusätzlich mit
Schlinge um die erste Rippe. Auch hier erfolgt die Vereinigung durch Zusammennähen der
Bandenden.

Die temporäre Sicherung über ca. 8 Wochen erfolgt durch Zuggurtung und Kirschner-
Drähte, wie bei der frischen Ruptur. Noch einmal sei hier streng darauf hingewiesen, daß

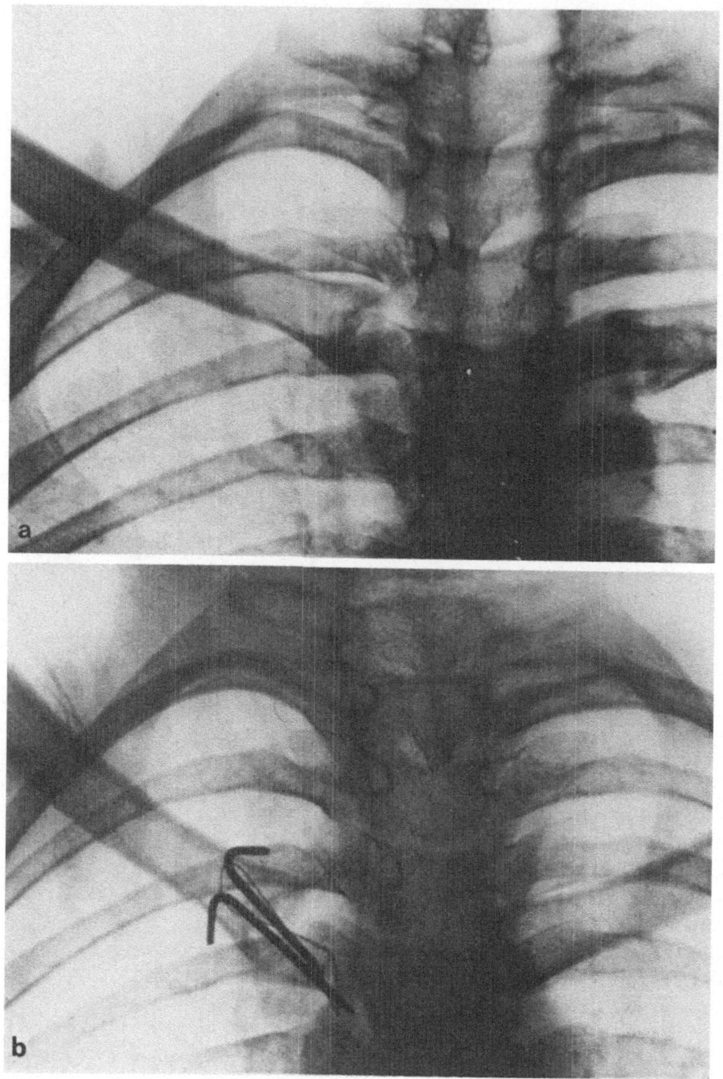

Abb. 2a–c. Chronische Luxation des Sternoclaviculargelenkes bei 18jährigem Mann. **a** prä-operativ; **b** postoperativ

die Kirschner-Drähte an ihren Enden umzubiegen sind, Kirschner-Draht-Wanderungen im Mediastinum sind lebensgefährlich!

Der Verschluß der Operationswunde erfolgt in üblicher Weise durch Naht der bindege-webigen Strukturen und Einlage einer Saugdrainage (Abb. 2).

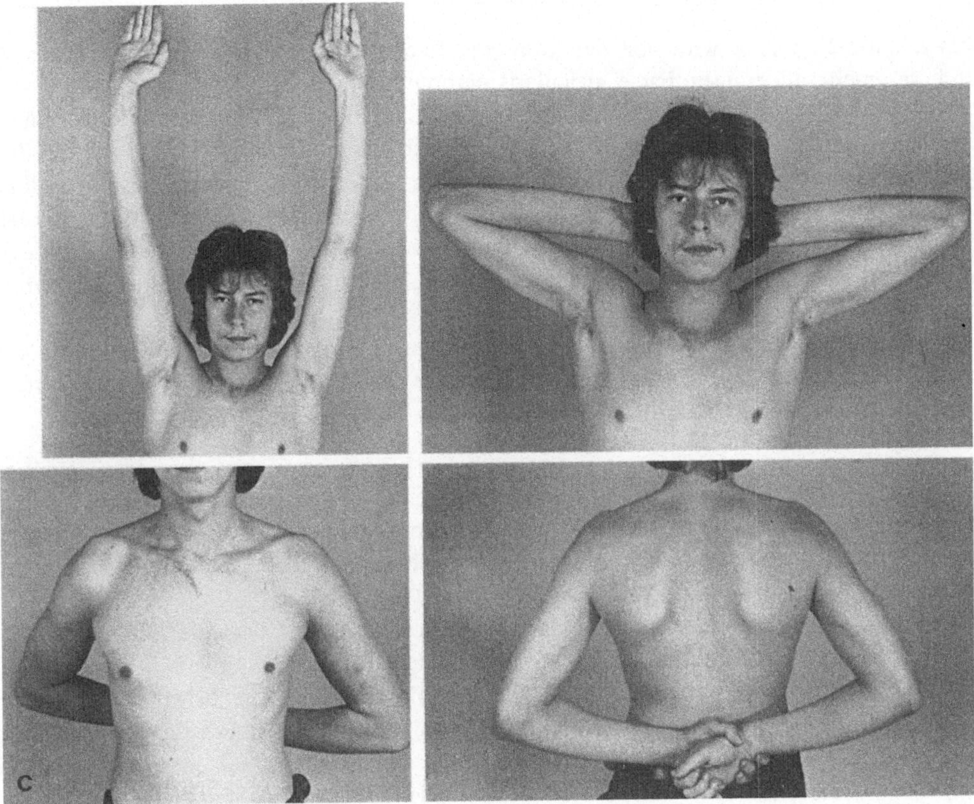

Abb. 2c. Funktionelles Ergebnis

Nachbehandlung

Bis zum Abschluß der Wundheilung und Erreichen eines schmerzfreien Zustandes soll der
Arm mit einem Verband an den Thorax fixiert werden. Anschließend dürfen aktiv unter-
stütze Bewegungstherapien durchgeführt werden, die mit Pendelübungen beginnen und im
Verlaufe der 3. und 4. Woche die Mobilisation des gesamten Schultergürtels umfassen. Die
Metallentfernung soll frühestens nach 8, spätestens nach 14 bis 16 Wochen erfolgen.

Die veraltete Acromioclavicularluxation

Auch diese Traumafolge kann durch Schmerzhaftigkeit, Behinderung bei Arbeit oder Sport
oder aus kosmetischen Gründen eine Indikation zur Rekonstruktion darstellen.

142

Anatomie

Das Schultereckgelenk wird von der konvexen Facies articularis acromialis der Clavicula und der mehr eiförmigen Facie articularis acromii gebildet. Die Kongruenz wird durch einen faserknorpeligen Discus articulare erreicht. Eine eher schlaffe Gelenkkapsel umgibt das Gelenk, sie ist an verschiedenen Stellen unterschiedlich stark und wird durch die dorsalen und caudalen acromioclavicularen Ligamente verstärkt. Die zweite, festere Verbindung liegt zwischen dem acromialen Ende der Clavicula und der Scapula, das sog. Ligamentum coracoclaviculare, das zwischen dem Processus coracoideus und der Clavicula angespannt ist. Dieses Band besteht aus zwei verschiedenen Faserzügen, dem Ligamentum conoideum und dem Ligamentum trapecoideum.

Die beschriebenen Bandverbindungen weisen eine unterschiedliche Reißfestigkeit auf, diese beträgt für das Ligamentum acromioclaviculare um 40 kg, für das Ligamentum coracoclaviculare um mehr als 80 kg.

Entsprechend dem Ausmaß der Bandverletzung unterscheiden wir drei Typen:

Tossy I: Kontusion des AC-Gelenkes. Schmerzen und Schwellung sind auf das Schultereckgelenk lokalisiert, klinisch findet sich keine Deformität, radiologisch ist der Befund negativ.

Tossy II: Subluxation im Acromioclaviculargelenk. Der hier liegende Bandapparat ist zerrissen, das Ligamentum coracoclaviculare dagegen unversehrt. Es besteht örtliche Schwellung und Haematombildung und ein belastungsabhängiger Schmerz beim Heben von Lasten. Im Röntgenbild findet sich eine Subluxationsstellung, die oft nur bei Belastung der distal gestreckten Arme mit 10 kg beidseits nachgewiesen werden kann. Die Röntgenaufnahme umfaßt immer den gesamten Schultergürtel, so daß ein Vergleich rechts links möglich wird.

Tossy III: Komplette Luxation im Schultereckgelenk, bedingt durch Ruptur des acromioclavicularen Kapselbandapparates sowie des Ligamentum coracoclaviculare. Klinisch wird ein Vorspringen des peripheren Schlüsselbeinendes nach hinten oben erkennbar, die verletzte Schulter kann verkürzt sein. Die manuelle Reposition gelingt leicht (Klaviertastenphänomen), die Retention aber ist schwierig. Uns ist kein konservatives Vorgehen mit sicherem Ergebnis bekannt.
Die chronische Luxation kann äußerlich weniger imposant erscheinen, da bindegewebige Narbenbildung eingetreten ist. Auch hier kann die Diagnose aber leicht anhand von Belastungsaufnahmen gestellt werden.

Therapie

Verschiedene Autoren beschränken sich in der Versorgung der chronischen AC-Luxation auf ein plastisches Vorgehen am Acromioclaviculargelenk selbst. Wir teilen die Ansicht der anderen Gruppe, die das wichtigere Ligamentum coracoclaviculare mit berücksichtigt. Gleich wie beim Sternoclaviculargelenk kommen hier unterschiedliche Materialien zum Ersatz der einzelnen Bandstrukturen zur Anwendung, wie autologe oder homologe Sehnen, Fascie oder Dura.

In besonders gearteten Fällen mit schwerster Arthrodese kann die Resektion des acromioclavicularen Claviculaendes in Betracht gezogen werden, wobei aber auch hier darauf zu achten ist, daß eine gewisse Fesselung gegenüber dem Carocoid angestrebt werden muß, damit das Claviculaende nicht zu stark die Haut vorwölbt.

Die zahlreichen angegebenen Verfahren sind in übersichtlicher und ausführlicher Weise bei Jäger und Wirth festgehalten, im wesentlichen halten wir uns an den Vorschlag von Schneider 1933 oder Meyerding 1937, dargestellt in [2].

Eigenes Verfahren

Zugang: Die Hautincision erfolgt säbelförmig, um eine möglichst saubere kosmetische Narbenbildung zu erreichen. Die Ausläufer des Platysmas werden in der Richtung der Hautincision durchtrennt, anschließend erfolgt die Präparation in der Schicht von Claviculaperiost, Kapsel des AC-Gelenkes und Periost des Acromions über eine quere Strecke von ca. 6—8 cm.

Aponeurose, das Periost der beiden Knochen und die noch vorhandene Gelenkkapsel oder deren Narbe werden im anatomischen Verlauf incidiert, das Periost von der Clavicula abgeschoben. Ventral incidieren wir die Insertion des Deltoideus, hier wird in die Tiefe gegangen und das Coracoid dargestellt.

Es erfolgt nun die genaue Inspektion der Läsion am Acromioclaviculargelenk, das Bindegewebe wird ausgeräumt, der Discus articularis beurteilt und bei nachgewiesenen schweren Veränderungen excidiert. Die Reposition gestaltet sich im allgemeinen leicht. Vor der endgültigen Reposition adaptieren wir die thorakalen Anteile des direkten Kapselbandapparates, bohren V-förmig mit 3,2 mm-Bohrer Kanäle durch die Clavicula von cranial nach distal. Diese Bohrungen liegen direkt über dem Coracoid (Abb. 3, 4c). Es ist wichtig, darauf zu achten, daß cranialen Knochenkanäle an den Umschlagspunkten des Kohlenstoffaserbandes abgerundet werden.

Einziehen des Kohlenstoffaserbandes: Dieses wird mit einem Dechamps um das Coracoid gezogen, achterförmig verschlungen und durch die beiden Knochenkanäle aus der Clavicula nach cranial geführt. Hier erfolgt die Fixation nach exakter Reposition des Gelenkes und Transfixation mit zwei Kirschner-Drähten (wie bei der frischen Luxation) durch Naht in sich selbst (Abb. 3b).

Die temporäre Fixation des AC-Gelenkes geschieht durch Anlegen einer Zuggurtung mit transfixierenden Kirschner-Drähten wie bei der frischen Luxation. Sind die cranialen Bänder nicht adaptierbar, kann als Zusatz auch über dem AC-Gelenk eine Kohlenstofffaserschlinge — wie beim Sternoclaviculargelenk — eingezogen werden (Abb. 4d).

Die Abb. 4 und 5 zeigen das Vorgehen und Ergebnis bei einer chronischen Instabilität des AC-Gelenkes Tossy III sowie bei einer peripheren Luxationsfraktur der Clavicula.

Nachbehandlung: Der Arm wird über drei Wochen an den Thorax fixiert, bei uns lediglich mit einem Netzverband, der bereits das Aufnehmen von Pendelübungen erlaubt. Nach drei Wochen muß das Schultergelenk in vollem Umfange aktiv unterstützt bewegt werden, die Metallentfernung hat zwischen 8 und 12 Wochen zu erfolgen.

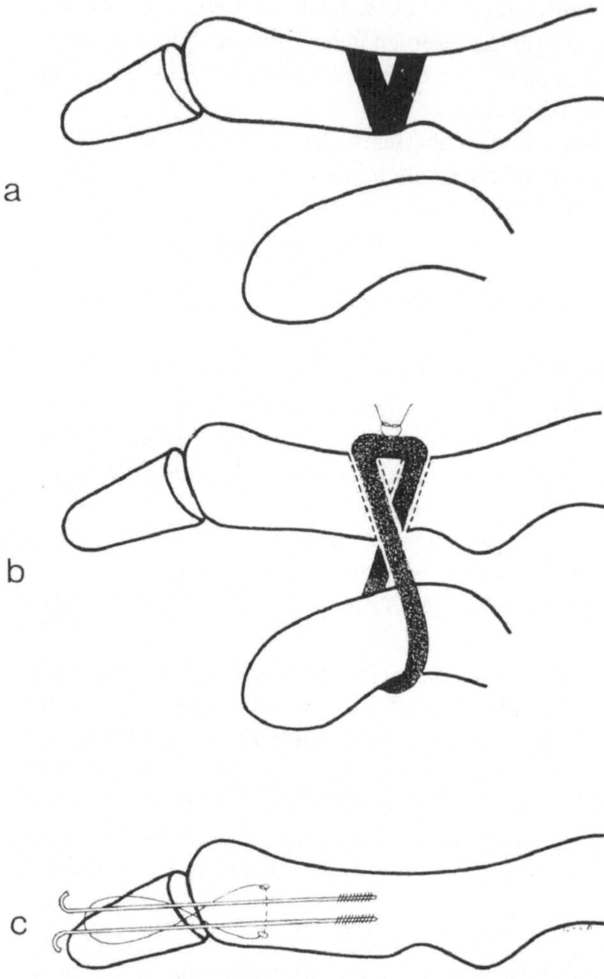

Abb. 3a–c. Eigenes Verfahren bei der chronischen Acromioclavicular-luxation. **a** V-förmiges Durchbohren der Clavicula auf das Acromion zu mit dem 3,2 mm-Bohrer; **b** Das Kohlenstoffaserband wird durch das Acromion und durch die beiden Kanäle in der Clavicula 8er-förmig geschlungen und in sich vernäht oder mit Krallenplatte festgehalten; **c** Zusätzliche temporäre Fixation des AC-Gelenkes durch Kirschner-Drähte mit Gewinde und Zuggurtungsdraht

Cave: Kirschner-Drahtwanderungen und Implantatbrüche.

Die Anwendung des Kohlenstoffaserbandes am Sternoclavicular- und Acromioclavicular-gelenk hat sich bei uns bewährt: Wir verfügen über vier Beobachtungen am Sternoclavicular-gelenk und deren sechs am Acromioclaviculargelenk, die mit Ausnahme eines Falles, bei dem die Beschwerden im AC-Gelenk weiter bestanden, zu einem günstigen Ergebnis führten.

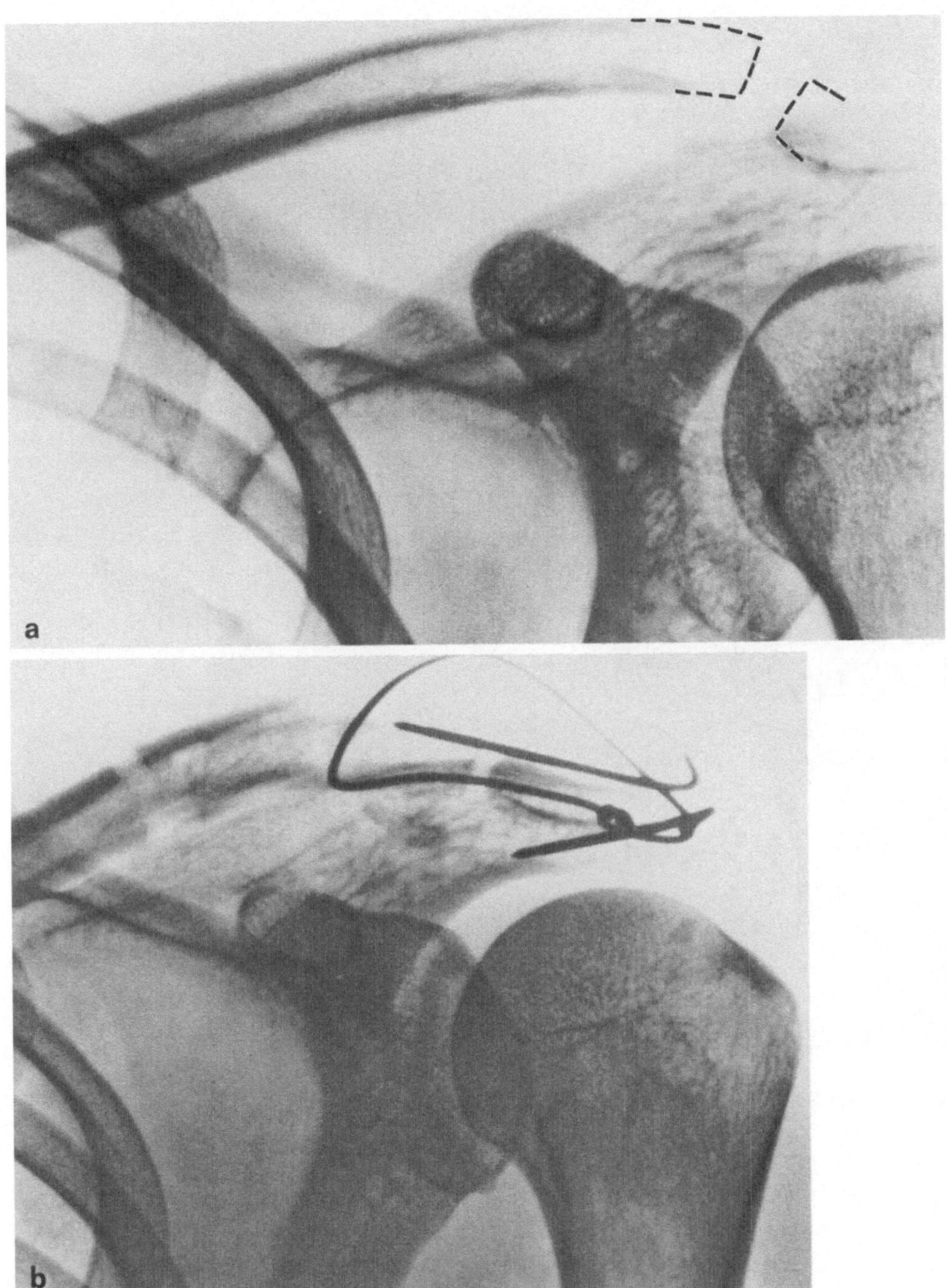

Abb. 4a–e. C-Faserplatte am AC-Gelenk bei 28jähriger Frau. **a** präoperativ; **b** postoperativ mit Zuggurtung

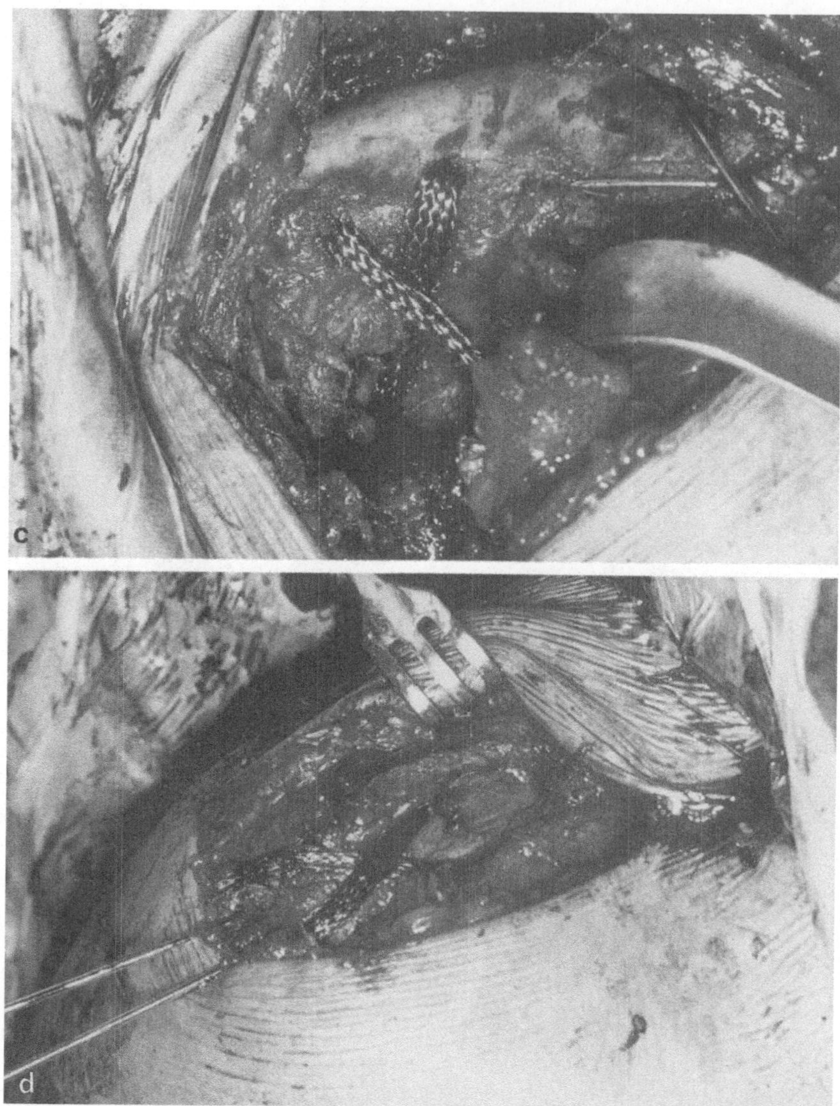

Abb. 4. c 8er-Schlinge um Coracoid und durch Clavicula; d Zusätzliche Sicherung über dem AC-Gelenk

Abb. 5a–d. Periphere Luxationsfraktur der Clavicula bei 65jähriger Patientin. a präoperatives Röntgenbild; b postoperative Kontrolle

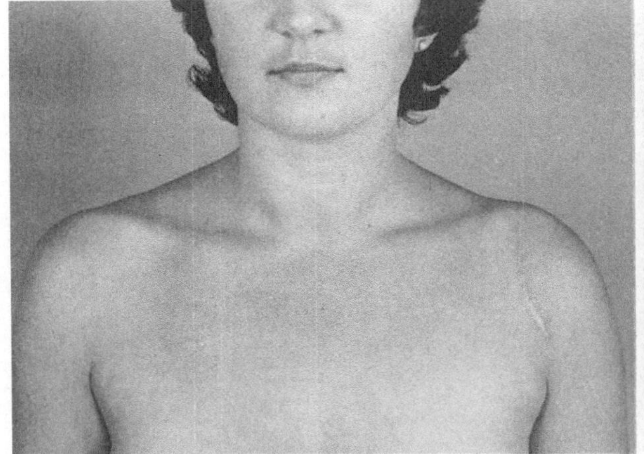

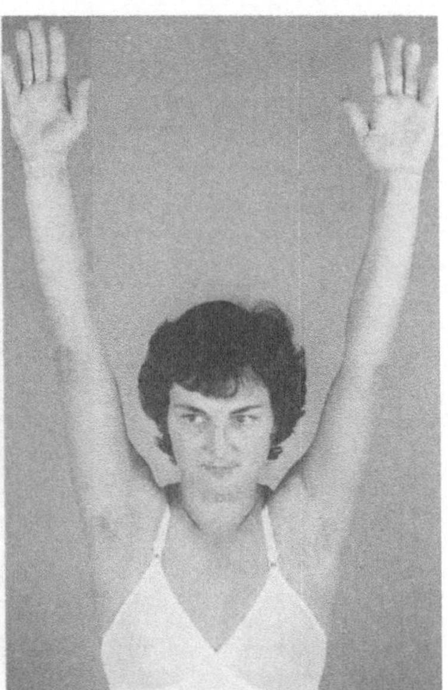

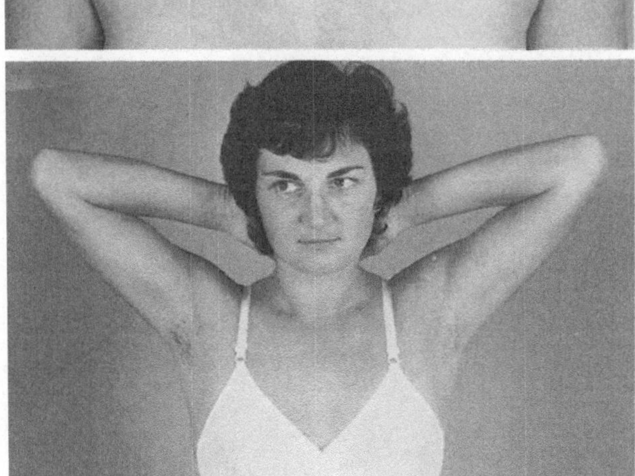

Abb. 4. e Kosmetisches und funktionelles Ergebnis

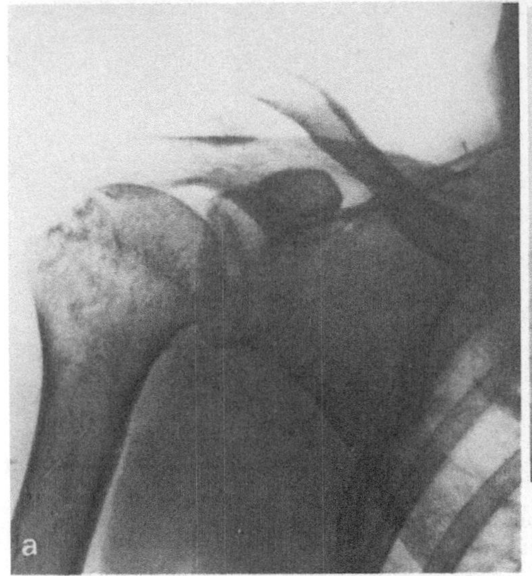

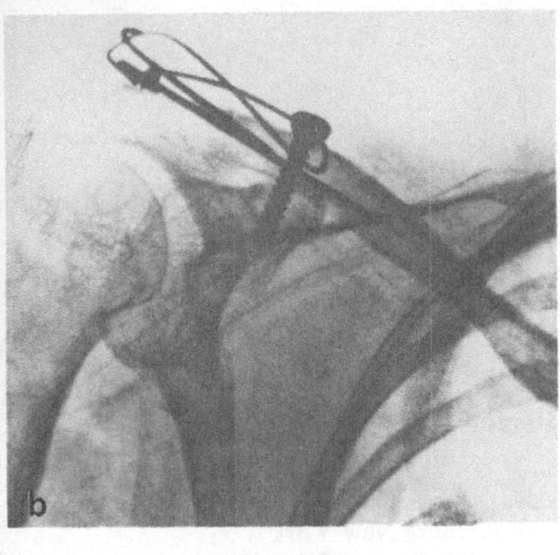

Abb. 5a, b

148

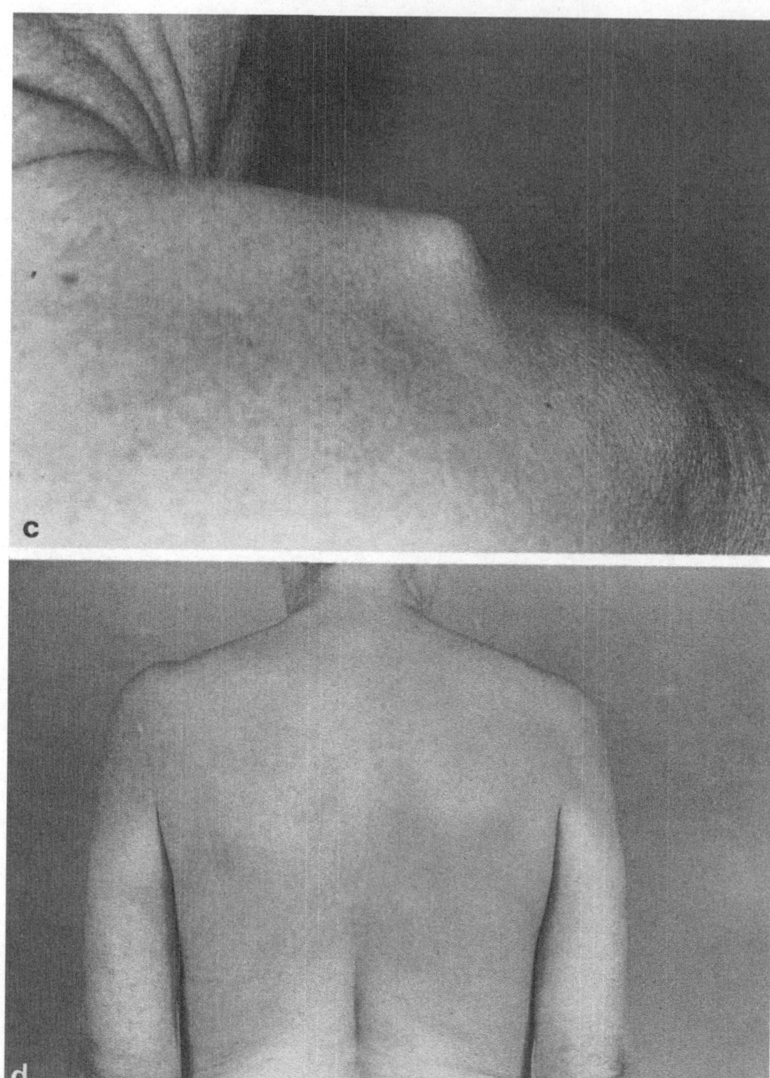

Abb. 5. c, d Klinisches Ergebnis

Literatur

1. Burri C, Rüter A (1984) Posttraumatische Schäden des Schultergürtels. Springer, Berlin Heidelberg New York
2. Jäger M, Wirth CJ (1978) Kapselbandlaesionen. Thieme, Stuttgart
3. Pannike A (1984) Spätschäden der Schlüsselbeingelenke. In: Hefte Unfallheilkd 170. Springer, Berlin Heidelberg New York

Andere Indikationen für Kohlenstoffasern

C. Burri

Ursprünglich hatte Jenkins [2] die Anwendung von Kohlenstoffasern zum Ersatz von Sehnen angegeben, die Indikation zum Bandersatz wurde demnach erst sekundär gestellt. Eigene Erfahrungen an zwei Fällen mit Kontinuitätsersatz der peronealen Sehnen über eine Strecke von 8 resp. 12 cm blieben erfolglos, da die Prothesen mit vollem Funktionsverlust bindegewebig einheilten.

Anders stellt sich dagegen u.E. die Indikation im Bereiche der „großen" Sehnen dar, wo die Kohlenstoffbänder zur Verstärkung in die Sehnen integriert werden können:

1. Quadricepssehne

Bei Defekten oder insuffizienter Narbenbildung im Bereiche der Quadricepssehne können handelsübliche Kohlenstoffaserbänder zur Wiederherstellung der Kontinuität erfolgreich eingesetzt werden: Wir verfügen über zwei Beobachtungen mit günstigem Ergebnis:

a) Bei einem 54jährigen Mann bestand zwei Jahre nach einem Unfall ein funktionelles Streckdefizit am linken Kniegelenk um 35°. Ursache war ein Defekt im Bereiche der Quadricepssehne von rund 10 cm Länge, der mit funktionsuntüchtigem Narbengewebe ausgefüllt war. Ein langes C-Faserband wurde als Schlinge proximal durch den Übergang vom Muskel in die Sehne, distal um den unteren Rand der Patella gelegt und die beiden Enden in sich vernäht (Abb. 1). Die Nachbehandlung erfolgte mit einer Richards-Schiene über 6 Wochen. Das Vorgehen brachte eine völlige Wiederherstellung der Streckfunktion (Abb. 2).

b) Bei einer 24jährigen Frau bestand 3 1/2 Jahre nach einem Polytrauma ein vollständiger, musculär bedingter Streckverlust im rechten Kniegelenk. Hier fanden sich nur noch im proximalen Viertel des Quadriceps kontraktionsfähige Muskelelemente. Der Versuch, die Kontinuität zur Patella wiederherzustellen, erfolgte durch Einnähen von zwei hintereinandergeschalteten Kohlenstoffaserbändern, die proximal durch die Muskelreste, distal durch einen queren Knochenkanal im proximalen Drittel der Patella geführt und in sich vernäht wurden.

Das Ergebnis erwies sich als deutlich weniger günstig als im ersten Fall, indem beim Anheben des Beines aus der Horizontalen ein Streckdefizit um 30° verblieb, am hängenden Bein jedoch das Knie wiederum fast vollständig gestreckt werden konnte.

2. Ligamentum patellae

Bei traumatischer Ruptur des Ligamentum patellae oder Abriß des unteren Patellarpoles mit kleinen Fragmenten, die keine Osteosynthese erlauben, wird vielerorts die Sehnennaht durch eine McLaughlin-Schlinge zwischen Patella und Tuberositas tibia gesichert. Bei bisher

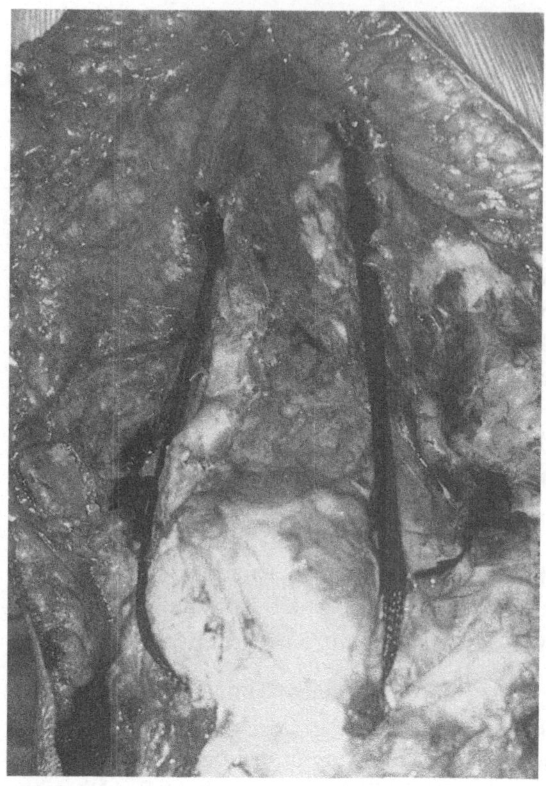

Abb. 1. Defektüberbrückung im Bereich der Quadricepssehne mit Kohlenstoffaserband, intraoperativer Situs

3 Patienten haben wir bis heute anstelle der Drahtschlinge ein Kohlenstoffaserband verwendet, das Ergebnis war in allen drei Fällen befriedigend.

Die Operationstechnik ist dabei sehr einfach: Von einem nach distal verlängerten Payr-Schnitt aus werden Patella, Ligamentum patellae und Tuberositas tibiae freigelegt, die Ruptur durch Nähte adaptiert und die Naht durch das Kohlenstoffaserband abgesichert. Dieses wird durch einen Kanal in der distalen Patella und einem solchen durch die Tuberositas gezogen, die beiden Enden in sich vernäht oder mit einem Krallenplättchen an die mediale Tibiafläche gepreßt. Die Nachbehandlung erfolgt durch unterbrochene Ruhigstellung in der Richards-Schiene. Unterstützte Mobilisation des Kniegelenkes mit Beugung bis ca. 60⁰ kann bereits früh erlaubt werden.

3. Andere Sehnen

Eine Anwendung von C-Bändern kann u.E. im Bereiche von Sehnen diskutiert werden, wo diese keine Gleitfähigkeit benötigen, z.B. u.a. bei der Bicepssehne und der Achillessehne. Hier wird das Band in die längsgespaltete Sehne eingenäht und die Sehne darüber wieder verschlossen. Wir verfügen über eine Beobachtung proximal an der langen Bicepssehne und zwei bei schleichender Ruptur der Achillessehne.

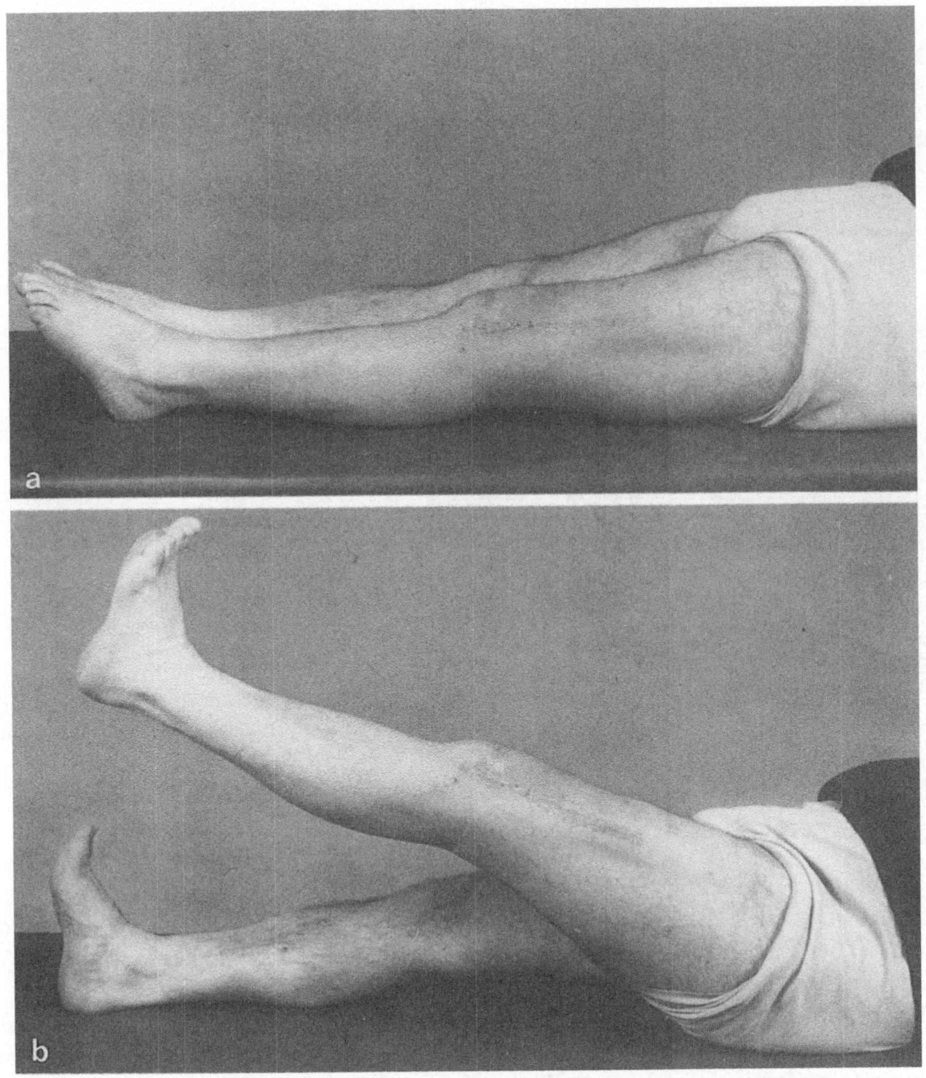

Abb. 2a, b. Funktionelles Ergebnis mit voll wiederhergestellter Streckfunktion

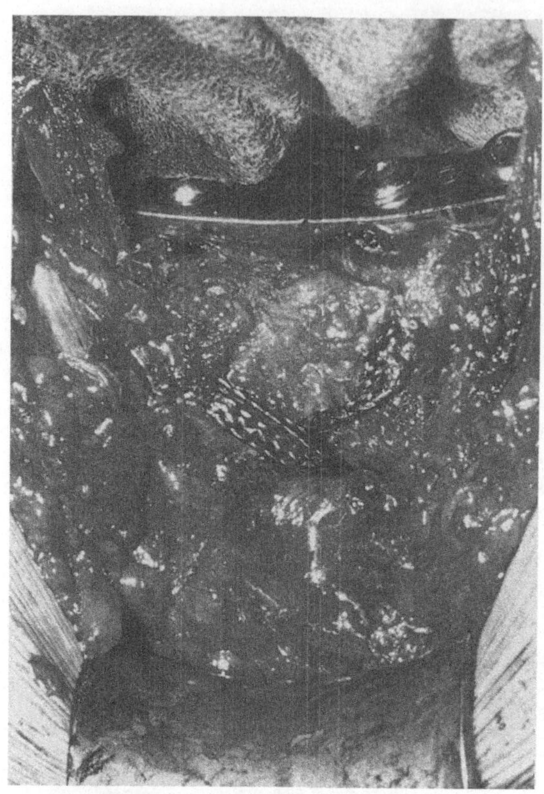

Abb. 3. Chronische Instabilität im Bereich der Symphyse: Kohlenstoff-faserbandplastik zwischen den Schambeinästen mit temporärer Plattenfixation, interaoperativer Situs

4. Symphyse

Wiederum in zwei Fällen erfolgte eine Anwendung des Kohlenstoffaserbandes an der Symphyse bei Zuständen nach traumatischer Sprengung und sekundärer, schmerzhafter Instabilität.

Der operative Zugang ist von der Plattenosteosynthese der Symphyse bekannt, er wird durch die Freilegung der absteigenden Symphysenäste erweitert. Die temporäre Stabilisierung erfolgt durch eine 4-Loch-DCP, das Kohlenstoffaserband wird proximal und nach Überkreuzung distal durch Knochenkanäle gezogen und in sich vernäht. Beiden Patienten konnte durch dieses Verfahren geholfen werden, sie blieben bei voller Funktion auch nach der Metallentfernung beschwerdefrei (Abb. 3, 4).

5. Ellenbogengelenk

Eine junge Dame fühlte sich als Krankengymnastin durch eine ulnare Instabilität des rechten Ellbogengelenkes stark behindert. Durch das Einbringen eines gekreuzten C-Faserbandes mit ossärer Verankerung am Epicondylus und an der medialen Fläche des Olecranons konnte Stabilität erzielt werden. Allerdings kam es hier zu einer reversiblen Schädigung des Nervus ulnaris, schließlich aber zu einer völligen Wiederherstellung von Funktion und Belastbarkeit (Abb. 5, 6).

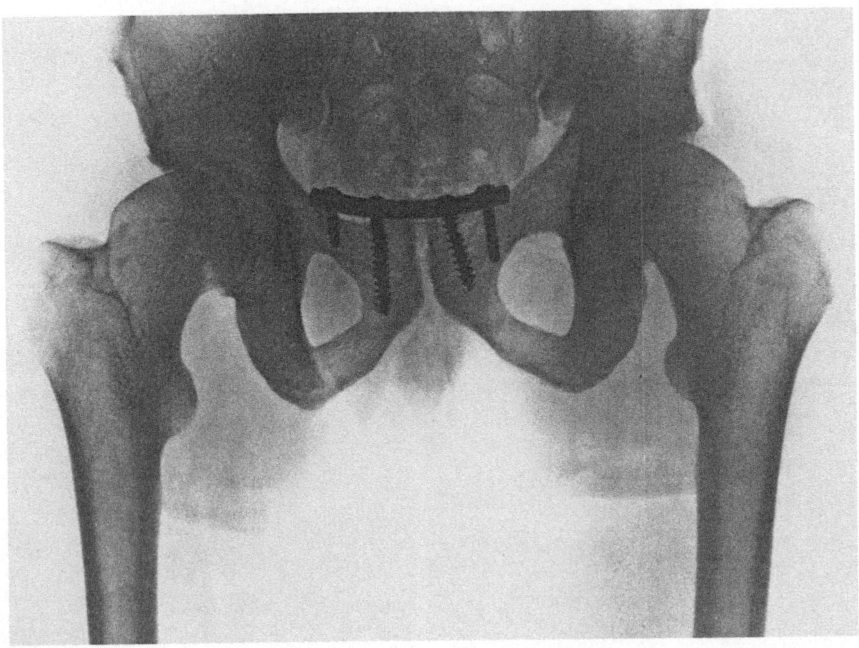

Abb. 4. Radiologisches Ergebnis bei voller Funktion und Belastungsfähigkeit (auch nach der Metallentfernung)

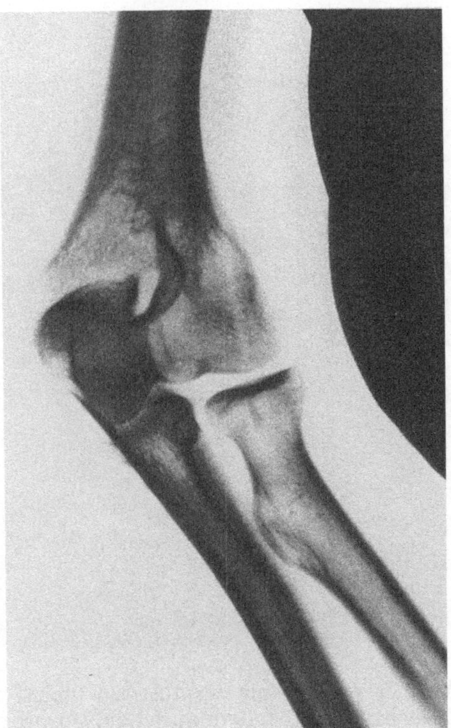

Abb. 5. Chronische Instabilität ulnar am Ellenbogengelenk, Ersatz des ulnaren Collateralbandes mit C-Faserband, vorübergehende Ulnarisparese

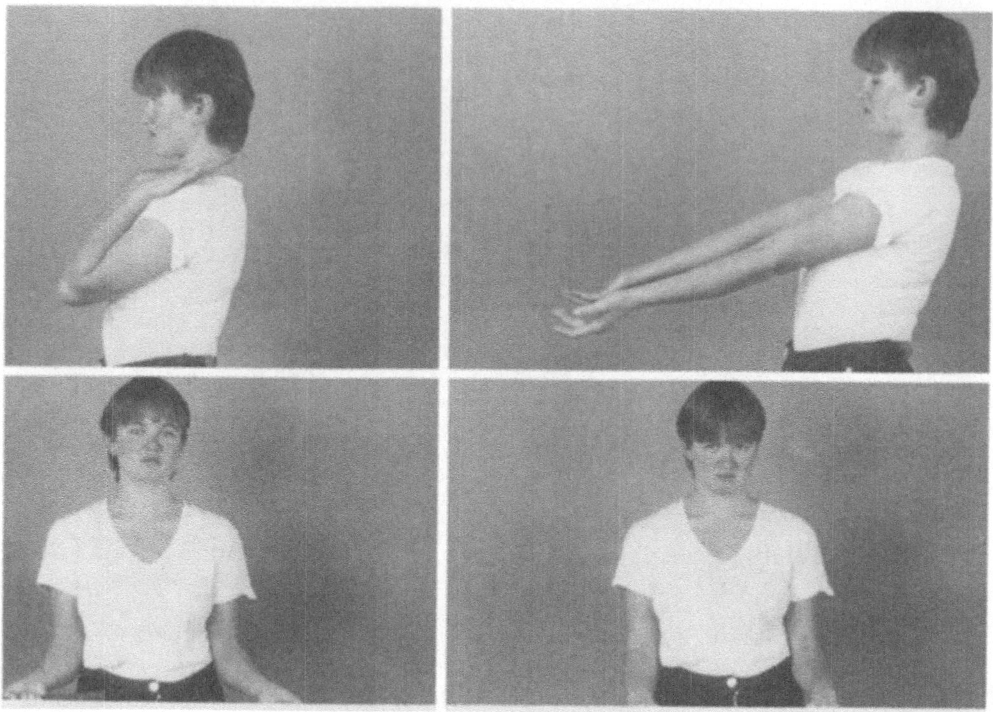

Abb. 6. Funktionelles Ergebnis nach Bandersatz am Ellbogen

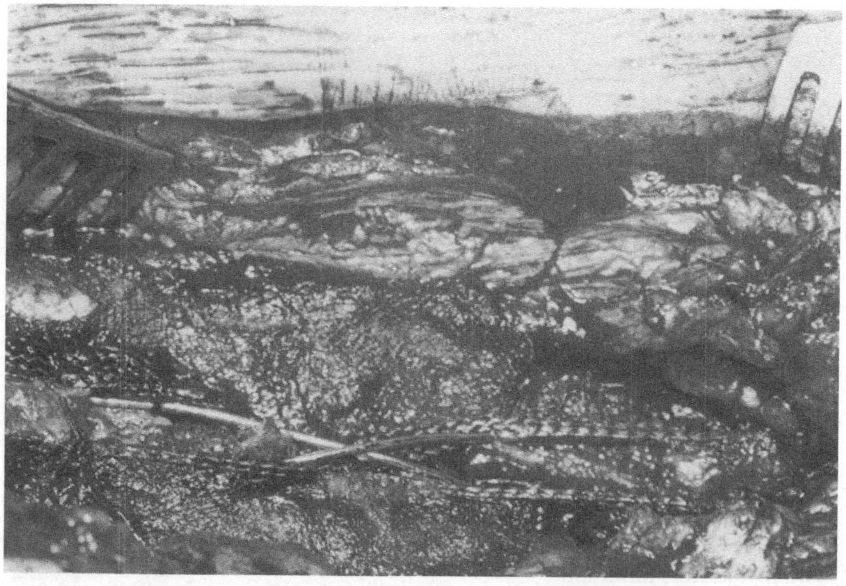

Abb. 7. Verstärkung der hinteren Längsbänder an der Wirbelsäule durch Implantation von Kohlenstoffaserbändern durch die Dornfortsätze, intraoperativer Situs

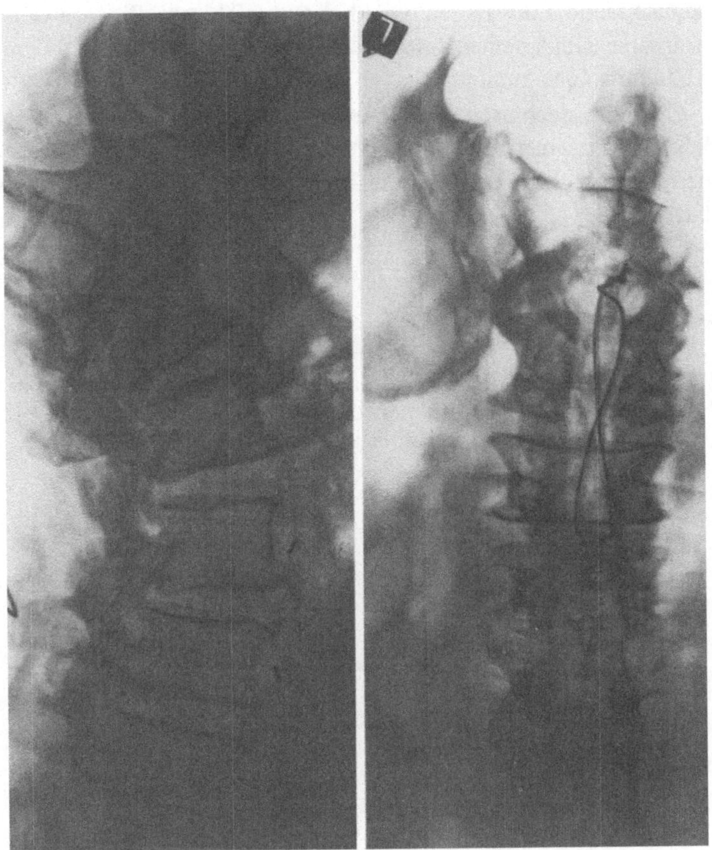

Abb. 8. Radiologisches Ergebnis

6. Wirbelsäule

Bei der Operation von sekundären Instabilitäten der Wirbelsäule und nach totalen Laminektomien findet sich anstelle des Ligamentum interspinosum ein insuffizientes Narbengewebe. Wir meinen, daß der Ersatz dieses Längsbandes durch ein Kohlenstoffaserband eine sinnvolle Maßnahme zum Stabilitätsgewinn darstellt. Die Technik des Einbringens gestaltet sich denkbar einfach und nimmt nur wenige Minuten in Anspruch. Die Dornfortsätze werden nahe an ihrer Spitze mit einem 3,2 mm Bohrer perforiert, das C-Faserband kreuzweise durchgezogen und in sich vernäht. Die zusätzliche Sicherung durch eine Drahtschlinge haben wir heute verlassen (Abb. 7, 8). Wir verfügen über 6 Beobachtungen, 5 davon weisen ein befriedigendes Ergebnis, eine ein unbefriedigendes mit Weiterbestehen von Beschwerden auf.

Die kurze Darstellung von Anwendungsbeispielen des Kohlenstoffaserbandes läßt erkennen, daß es außer dem Bandersatz an großen Gelenken an verschiedenen Lokalisationen eingesetzt werden kann.

Seine unwidersprochene, hervorragende Biokompatibilität und das praktisch immer zu beobachtende Einwachsen von belastungsfähigem Bindegewebe sichern diesem Material in unserer Klinik seinen festen Platz. Wir könnten uns vorstellen, daß die Indikationsbreite in Zukunft noch zunimmt.

Operationstechnisch ist bei jeder Anwendung die Tatsache streng zu berücksichtigen, daß die C-Fasern fragil sind und bei starker Krümmung oder grobem Anfassen mit Instrumenten trotz ihrer Beschichtung brechen können, was natürlicherweise zu Stabilitätsverlust führen muß.

Literatur

1. Burri C, Claes L (1983) Alloplastischer Bandersatz. Huber, Bern Stuttgart Wien
2. Jenkins GM (1976) Filamentous carbon fibre as a tendon prosthesis. 8th annual international biomaterials Symposium, Philadelphia

Sachverzeichnis

Achillessehne 150
AC-Luxation, Klaviertastenphänomen
142
Acromioclaviculargelenk 137
Acromioclavicularluxation 141
Aramid 45, 48
Armierungsfaden 58, 73

Bandinsertion 65, 70
Bandprothesen 57
–, Dauerfestigkeit 12
–, Dehnung 12
–, Zug-Biegebelastung 12
Bandverankerung 23, 30, 35, 39, 40, 42,
44, 54
–, Dübeln 129
Baycast 104
Beweglichkeit 122
Bewegungs-Gips 104
Bicepssehne 150
Biceps-femoris-Sehne 111, 112
Bohrkanäle 42, 54

CFC 17
Clavicula, Luxation 138
–, Resektion 138, 143

Dehnungsfähigkeit 39
Dehnungsmeßstreifen 1
Dura, lyophilisierte 127
Duraumscheidung 11, 15, 25, 58, 75,
121
Durchzuginstrumentarium 63
Durchzugsdraht 86, 93

Einscheidung mit Fascia lata 80, 81
Elastizität 48
Elastizitätsmodul 9
Ellbogengelenk 152
Epoxydharz 23, 25

Fascia lata 103
Fascienstreifen, gestielt 121

Fasern, kollagene 33
Flexionswinkel 2
Fräsen, Spezial- 58
–, Innenfräse 69, 85
–, Knochenaußenfräse 67, 72
Fremdkörperreaktion 20, 22, 35

Gelenkkörper, freie 110
Gipsschiene, drosale 104
Gracilissehne 108
Graphitfasern 58

Inkongruenzarthrose 125
Instabilität, antero-laterale 94
–, antero-mediale 64, 65
–, chronische 57
–, einfache 98
–, globale 110
–, postero-laterale 96ff.
–, postero-mediale 83, 90
–, postoperative 134
–, relative 113
Kapselraffung 104
Kirschner-Draht, Mediastinum 140
Knie, Kapselschale 107
Knochenschuppe, Verankerung 98, 100
Knorpelläsionen 110, 129
Kohlenstoffasern, biomechanische Eigen-
schaft 39
–, Weichteilreaktion 20
Kohlenstoffaserband, multifilamentär
58
Kollagenbeschichtung 11, 13, 27
Kraft-Dehnungsdiagramm 40
Krallenplättchen 58, 78, 90, 94, 101,
144, 150
–, Entfernung 105
Kreuzband, hinteres 83 ff., 98
–, vorderes 64ff., 98
Kreuzbandersatz, hinterer 101, 108
–, vorderer 101, 107
Kreuzbandplastik, extraarticuläre 107
–, intraarticuläre 108

158

Ligamentum acromioclaviculare caudale
   142
− − dorsale 142
− arcuatum 112
− coracoclaviculare 142
− costoclaviculare 107
− fibulocalcaneare 126
− fibulotalare anterius 126, 129
− − posterius 126
− interspinosum 155
− meniscofemorale 110
− meniscotibiale 110, 112
− patellae (Patellarsehne) 149
− sternoclaviculare anterius 137
− − posterius 137
LTI 17

Meniscektomie, Instabilität 107
Meniscusläsion 117
Meniscusrefixation 109, 112
Mobilisation 104

Nachbehandlung 104ff., 133

Ösensonde 59, 73
OSG, Arthrographie 127
−, Bandverläufe 125, 126
−, Instabilität, chronische 126
Osteophyten 108
Osteotomien 107

Patellarsehnenplastik 108
Peronaeus-Sehne 127
Pes anserinus Transfer 107
Phagocytose 20
Polyamid 45
Polyester 45, 48
Polypropylen 45
Polytetrafluoräthylen 45
Popliteuseck 112
Popliteussehne 112
Processus coracoideus 143
Pyrokohlenstoff 22

Quadricepssehne 149

Reißfestigkeit 11, 41, 44
Reißkräfte 5
Revascularisierung 109
Rotationsinstabilität 107
Rotationsschublade 110, 112
Saugdrainage 104
Schultergürtel 137
Schublade, hintere 91
Seide 45
Seitenband, laterales 98
−, mediales 98, 101
Semimembranosus 110, 111, 112
Semitendinossehne 108
Spätresultat 123
Sprunggelenk, oberes 125
Stabilität 122
Steinmann-Nagel 91, 101
−, Entfernung 105
Sternoclaviculargelenk 137
Stress protection 35
Symphyse 152

Talus 129
Teflon 45
Tenodese 127
Tibiaosteotomie, intraligamentär 113,
   122
Tractus iliotibialis 111, 112
Tractopexie 111, 112
Tuberositas tibiae 83

Valgusfehlstellung 107, 113
Varusfehlstellung 107, 113
Vascularisation 82
Verankerung, transossär 100

WS 155

Zielgerät 60, 63, 85ff.
Zugbelastung 10, 48
Zuggurtung 139, 143